人類は感染症とともに生きていく

学校では教えてくれない
パンデミックとワクチンの現代史

著 ミーラ・センティリンガム
訳 石黒千秋

OUTBREAKS AND EPIDEMICS

Battling infection from measles to coronavirus

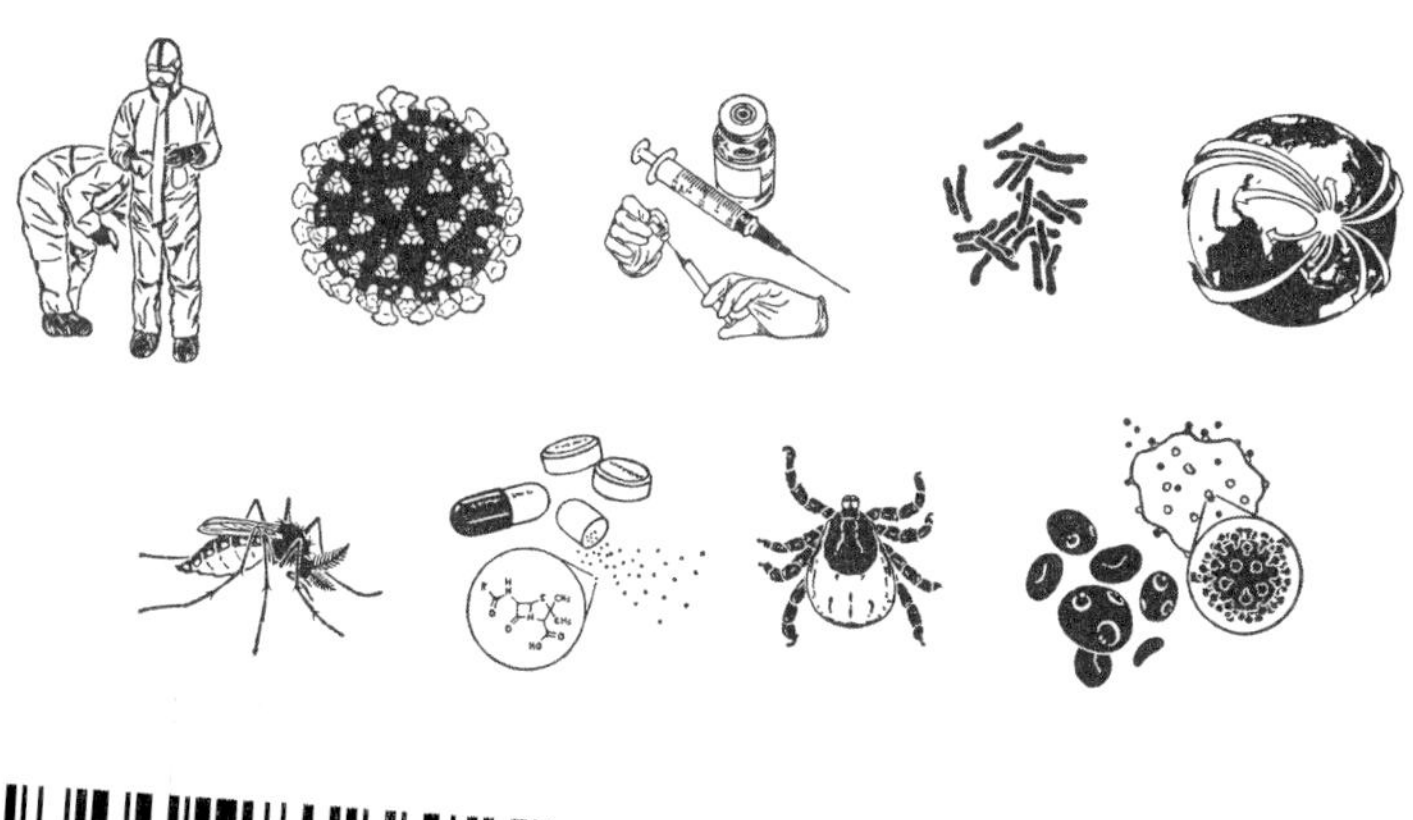

土社

OUTBREAKS AND EPIDEMICS :
Battling Infection from Measles to Coronavirus

by Meera Senthilingam

Japanese translation published by arrangement with Icon Books Ltd.
c/o The Marsh Agency Ltd. through The English Agency(Japan)Ltd.

両親のアミルタとシヴァムへ、
夫のイアンへ、息子のルーベンへ

目次

人類は感染症とともに生きていく

——学校では教えてくれないパンデミックとワクチンの現代史

序章

911号室

アウトブレイクにはいずれも、その発生地、感染経路、初発症例《インデックスケース》がある。ヒトがいて場所があればすべてが始まり、歴史が作られる。近年のアウトブレイクといえば、2003年に起きたSARS《サーズ》（重症急性呼吸器症候群）だ。世界的な広がりを見せたこの保健衛生上の緊急事態は国際問題となったのだが、話は1人の医師と1軒の旅行者用の人気ホテルから始まる。

2月21日、劉劍倫《りゅうけんりん》医師は香港の市街地、九龍にあるメトロポールホテルの911号室にチェックインした。劉医師は親類の結婚式に出席するために香港に来ていたが、疲れ切っていた。数カ月の間、彼が勤める広州市の病院は多忙を極めていた。肺炎に似た感染症が港湾都市である広州市で突発し、またたく間に広東省内に広まり、前年の11月以来の患者数は1500人を超えていた。劉医師自身は、出発の時点で気分がすぐれなかったが、出かけたい気持ちが強かった。香港に着いた彼は、前回来たときから街の様子が変わってしまっていたので、あちこち探検してみる

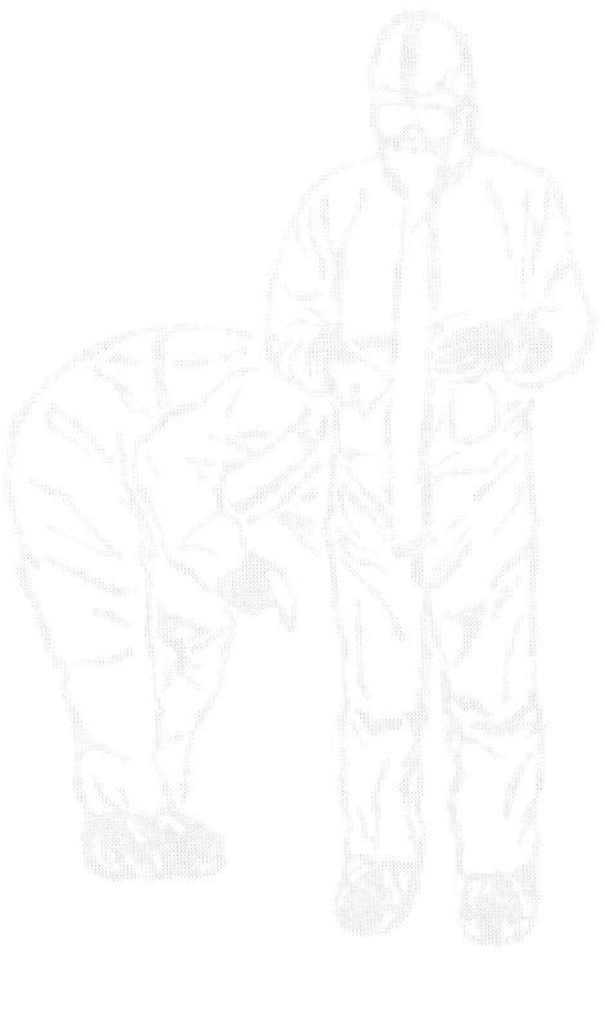

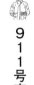

ことにした。しかし、翌日の2月22日には体調が悪化し、高熱が続いて息切れし、血中の酸素濃度が低下したため、ホテルから最も近い広華医院に入院した。9日後、彼はその病院で帰らぬ人となった。

劉医師を死に至らしめたウイルスにとって、彼の体は世界を旅するための足がかりとなる舟だった。このウイルスにより、2003年7月までに香港だけで1755人が感染し、32の国と地域で8000人以上が感染し、774人が亡くなった。

九龍に滞在する「めずらしい症例の患者」の診察に呼び出されたのは、香港大学微生物学部に籍をおく感染症の権威であり、同大学に付属するクイーン・メアリー病院の医師である袁国勇《えんこくゆう》教授だった。「患者さんは重態で、すでに感染症に対する治療手段はすべて講じられていました」と袁教授は語った。劉医師（現在では、保健当局の注目を集めた「初発症例」として関係者に認識されている）が接触した香港在住の義兄弟にも同じ症状が現れたため、すぐに同じ病院に入院した。2人とも、どこで拾ったかわからない軽いかぜだと診断され、かぜの治療が行われた。しかし、治らなかった。この不可解な事象の解明に袁教授の研究チームが乗り出した。

劉医師が働いていた広州市の病院では、患者の治療に当たった100人以上の医療従事者が感染していた。袁教授が驚いたのはこの点だった。「普通のかぜなら、マスクなどで容易に予防できるのですが、この事例はそうではありません」。劉医師の肺生検の結果がすぐに得られたが、それはかつて見たことのないものだった。後にSARSとして知られるこの感染症はコロナウイルス科のウイルスが原因だった。コロナウイルスは普通のかぜの原因でもある。SARSはコウモリがウイルスをジャコウネコに媒介し、それがヒトに広がったとの疑いが濃厚だが、発生源となった生物は不明だ。ウイルスをコントロールする挑戦がすぐに始まった。劉医師がホテルに泊まったことから、世界的な取り組みになった。ウイルスはすでにヒトの体内に入り込み、飛行機で遠くシンガポールやカナダに向かった。そして200人を超える感染者を出した。

この感染症に対するワクチンも治療法もなかった。代わりに、世界的なサーベイランス体制が敷かれ、検疫での感染者発見を通じて接触者を追跡した。現在はパンデミックとされているこのアウトブレイクは、5カ月後に終息した。

しかし、SARSの記憶を消してしまうような事態が起こった。SARSコロナウイルスに近縁のウイルスによって、2019年末に大規模な惨事が引き起こされた。新型コロナウイルスは武漢市の海鮮市場から広がったとされているが、またもや、発生源の生物はわかっていない。1カ月も経たないうちに感染者は9800人を超え、210人を超える死者が出た。この感染症はCOVID-19と命名され、発熱と倦怠感、空咳を主徴とし、高齢者などでは重篤化して呼吸困難に陥ることがある。また、発生から1カ月の間に19の国に広がり、感染者の大多数——9700人以上——が中国での症例だった。感染の拡大は急速で、数週間で中国全土から感染事例の報告があり、武漢市のある湖北省は依然として爆心地だった。

武漢市は封鎖され、主要な航空会社は中国へのフライトを相次いで運休し、中国にいた旅行者は各国政府が用意したチャーター機で帰国した。中国との国境は閉鎖され、世界中の空港で健康チェックが実施された。移動を自粛し、WHOは中国国民に対して持ち上がっている偏見に注意喚起した。

しかし、中国も世界も、ＳＡＲＳから学んでいた。医療システムは劇的に強化され、中国政府には未知の伝染病を食い止める用意があった。医療が崩壊しそうなときは、ほんの数日のうちに新しい病院を建てることも可能だ。２０２０年3月になると、感染者数は10万（うち8万は中国での症例）、死者数は４０００人を超えたが、この月は中国内外でのアウトブレイクの転換期でもあった。中国では日々報告される新規感染者数が減少した。もっとも、中国政府の透明性については疑問があり、感染者の定義にも変更があった。

中国での新規感染者数の減少に伴い、他の国が注目されるようになった。特に、韓国とイタリアとイランでは3月初旬に数千人が新たに感染していた。72カ国から感染例の報告があり、クルーズ船「ダイヤモンド・プリンセス」は乗客の検疫のために横浜に入港し、７０６人の感染が確認された。こちらについても、乗客はチャーター機でそれぞれの国に帰った。ＷＨＯはすべての国を対象に、十分な備えをしておくように指示した。すなわち、外部から持ち込まれるウイルスにも、地元で伝染するウイルスにも対応できるようにしておくこと、そして、研究機関は感染が疑われる場合に該非の判定ができること、病院は患者を隔離して治療に当たることが柱となった。

国際便の欠航はますます増え、隔離のための区域が設定され、地域間の往来も制限され、医療システムは再編された。一方で、ワクチンと治療法の開発が多面的に進んでいる。研究者は、中国での新規感染が減っていることから、他の場所でもそうなりうると考えている。ピークを越えればいつか低減をたどるのはウイルスも同じで、いつかはなくなるだろう。今は、やって来たウイルスが広がってしまったが、本来あるべき場所に収まることを私たちは期待している。

しかし、確実なことが1つある。これらのコロナウイルスは私たちの世界に責任を問うているのだ。ＳＡＲＳは、感染症対策となれば、国や地域といった制限を外して世界が一致団結してパンデミックと戦わなければならないこと、そして理想的にはパンデミックを防げることを教えてくれた先例だ。あれからほぼ20年が経ち、ＣＯＶＩＤ-19が出現した。だが、私たちはまだこれに有効に対処できていない。一地方のアウトブレイクが世界規模のパンデミックという重大問題に発展しかねないのだ。

第1章 21世紀の感染症

ウイルス新規感染数は1日に数千人。
はしかは国家的な緊急対策を必要としている。
コンゴ民主共和国では今も新たなエボラウイルス病の感染者がいると報告されている。
この冬にインフルエンザで亡くなる人は数千人と予測されている。

こんにちでは、毎日のようにアウトブレイクのニュースが多くの地域で報じられている。病気が流行すれば、すぐさま知ることができ、感染者数が多い、症状が重篤である、感染地域が広い、といった場合には主要な話題になる。私たちは今、乱立する多くの敵——新しい感染症や古い感染症、未知の感染症や生まれ変わった感染症と対峙している。しかし、規則的に発生し、よく知っているものなら、感染症が玄関口にやってきたとしても、もはや恐怖ではない。だが、アウトブレイクは、多くの人々にパニックを起こし続けている。ウイルス、細菌、真菌、寄生虫などの微生物はヒトが持つバリアをやすやすと通過する能力を隠し持っており、厳戒態勢が敷かれているときでさえ、ただ攻撃するためだけに私たちの防衛線を突破する。

何百年もの間、人類は感染症と戦ってきた。病気を治し、また予防してはいるものの、限定的かつ短期的な成功しか収めていない。人類の戦術がいくらか進歩したところで、新しい病気の猛攻を受けるか、同じ病気が異なる武装をしてやってくるのだ。戦いは現在も続いている。ただひとつ、人類が勝利した病気がある。天然痘だ。天然痘は、古くから世界中で恐れられてきたウイルス性感染症で、３０００年前の古代エジプト時代に記録が残っている。

20世紀単独で3億人が天然痘で亡くなったが、その終焉は世界的な公衆衛生における最大の成果とみなされている。しかし、天然痘が比較的対処しやすいターゲットだったのとは異なり、専門家は同様な難題に対して、新たな勝利を収めるのはほぼ不可能だと考えている。これまでにいくつもの試みがなされたが失敗に終わっている。まず、鉤虫症《こうちゅうしょう》で失敗、フランベジア（イチゴ腫）も失敗、マラリアも根絶できていない。そして近年のポリオ（急性灰白髄炎）とメジナ虫症は根絶寸前といわれながら、数十年が経過した。

とはいうものの、天然痘に勝利したことによって、病気は根絶できるという新しい道筋ができた。この場合は、予防接種により免疫をつけることが有効な戦略だ。すべての感染症から世界を救うという類のものではないが、天然痘で収めた成功は感染症対策のモチベーションになっている。

終焉の始まり

アウトブレイクと聞けば、患者を極度に衰弱させる致命的な症状が人から人へと広がって、命を奪う病気を私たちは想像する。天然痘は実際に、そうした病気だった。「人類にとっての災難」ともいわれ、天然痘から世界を救うことは優先課題だった。

天然痘ウイルスは、接触した人のほぼすべてに感染し、発熱に続いて特徴的な発疹が現れる。発疹は水ぶくれで、中にウイルスを含んでいる。ウイルスは患者の体を乗っ取り、命を奪うか、または回復者には瘢痕《はんこん》を残した。致死率はほぼ30パーセントだった。13年間の根絶への取り組みの末、1980年にはWHOから世界根絶宣言がなされた。ただし、正確には根絶への取り組みは200年前にさかのぼり、ジェイムズ・フィップスという8歳の少年の腕から話は始まる。

フィップス少年は、たまたまエドワード・ジェンナーのところで働いていた庭師の息子だ。ジェンナーは、免疫学の父として知られることになるイギリス人科学者であり、医師でもある。彼はかねてより、牛痘にかかった搾乳婦は天然痘に対して自然に抵抗力をつけているという噂を耳にしていた。牛痘ウイルスは天然痘ウイルスにとてもよく似ている。そしてヒトが牛痘に罹ったとしても、天然痘に比べて症状は軽く、治りも早く、そして天然痘に対しての免疫がつくといわれていたのだ。

当時のこととはいえ、ジェンナーはやや乱暴で節度のない実験をしようと決めた。牛痘がヒトに免疫を付与するという仮説を検証する実験だ。仮説の証明はフィップス少年がしてくれるはずだ。１７９６年5月、ジェンナーは、牛痘に罹ったばかりのサラ・ネルメスという搾乳婦がいると聞いた。ネルメスはブロッサムという乳牛からウイルスをもらったようだ（ブロッサムの角はイングランド南西部のグロースターシャーのバークレイにあるジェンナーの家に展示されている。ブロッサムの皮はロンドン南部のトゥーティングにあるロンドン大学セント・ジョージ医学校の図書館に保管されている）。ジェンナーは、ネルメスの病変部に潜伏するウイルスを抜き取り、フィップス少年に接種した。少年には軽い発熱と食欲減退が現れたが、10日後には治った。2カ月後の7月にジェンナーは、フィップス少年に天然痘を感染させたが、症状も病変も見られなかった。免疫がついたようだ。ジェンナーは、貧しい労働者や彼らの子、救貧院に収容された人々を対象に、この方法をさらに2年続けた。後に、すべての階級の人々に接種され、予防接種（予防接種：vaccination はラテン語の牝牛：vacca に由来する）は広く受け入れられるようになった。

ヒトの体は自らが感染することによって、感染症に対する抵抗力を持てるという考え方が生まれ、天然痘の根絶は世界的な目標となった。生物学的なシールドを作って、世界中にそのシールドを張りめぐらすのだ。しかし、そこへたどり着く道のりは平坦とは言い難いものだった。

天然痘の終焉

天然痘根絶強化計画は１９６７年に始まったが、当時はまだ、43の国で総計１０００万人を超える感染者がいた。しかし、この時点で天然痘はほぼ排除できていたといえる。というのは、北米、ヨーロッパの他、天然痘の終焉に尽力してきた特定の国々で感染が発生していなかったのだ。強化計画に先立って1958年にWHOが採択した根絶計画の成果である。根絶計画では集団接種が実施され、集団免疫閾値《いきち》(訳注1)に到達するため、各国でのワクチン接種率を80パーセントとすることを目標としていた。ここまで行えば、予防接種をしていない人たちが感染する機会が極度に低下する（集団免疫閾値は病気によって異なり、他者への感染のしやすさに基づいて算出される）。ところが、南米、アジア、アフリカでは引き続き数百万人の感染者を出しており、ヨーロッパや北米では海外から持ち込まれるケースが、特に飛行機で旅行する人の間で増加した。そこで、各国政府は天然痘の根絶に本腰を入れ、戦略を変えることとなった。

「症例とアウトブレイクの報告とコントロールは最重要事項ですが、ほとんど注意が払われていませんでした」とドナルド・A・ヘンダーソン博士は後に、2008年のWHOのインタビューに答えている。ヘンダーソンは2016年に87歳で亡くなっているが、天然痘の終焉など不可能だという批判があったにもかかわらず、この目的に向けた国際的な取り組みを主導した医師だ。彼は、単に全員に予防接種をすることだけが適切とは限らない、天然痘をはじめどんな病気でもそうだが、根絶への戦略は1つではないはずだ、と強調した。公衆衛生に携わるチームは状況の深刻さを理解する必要がある。感染者はどこで何人か、また、感染の拡大を食い止めるために感染者を封じ込めることも含め、どの方策にどれだけ資源を投下するのかを把握しなければならない。「我々は、症例調査と封じ込めの必要性を強く主張しました」とヘンダーソンは語った。

疫学者のウィリアム・フォージ博士は、ヘンダーソンの指揮のもと、即座に症例調査と封じ込め戦略を開始し、劇的に感染を減少させることに成功した。例を挙げれば、１９６７年のナイジェリア東部での任務の際、フォージのチームは限られた予算を使って、アウトブレイクが起きている地域にのみ着目し、その地域を含む円内の住民すべてにワクチンを接種した。この手法は包囲接種ともいわれる。この戦略による接種を受けたのは、ナイジェリア東部の住民１２００万人のうち75万人だったが、５カ月でアウトブレイクは終息した。

この方法は何度実施してもうまくいき、全員に接種しようとするよりはるかに効率がよい、と語るのはドナルド・ホプキンス博士だ。ホプキンス博士は、１９６７年にシエラレオネで天然痘の制御に尽力した人物だ。天然痘は通常、一度に人口のせいぜい５パーセントくらいしか罹らない、だからその５パーセントの人たちを見つけて集中的に対策すればよい、とホプキンスは説明する。この手法により、ホプキンスのチームも数カ月で天然痘を終息させた。そして、世界的な問題に取り組むには最悪なインフラしかない地域であったにもかかわらず、数年後にはアフリカ西部全体で天然痘が終息した。

人口密度の高いインドでは、対策ははるかに困難だった。西アフリカで成功を収めた4年後、ホプキンスのチームはまだ、天然痘を終息させることができていなかった。チームは、急速に広

訳注1　集団内での感染拡大を防ぐのに必要な抗体を有する人の割合。40ページ参照

がる感染症を食い止めるため、そして対策を講じる範囲を見極めるために、１９７３年に10日間をかけて、すべての家庭への訪問を開始した。過去の報告よりも20倍多い感染者が出ている州がいくつかあった。このことが判明したので、資源が適切に割り振られ、1年後に報告された症例がインド最後の天然痘患者となった。以来、調査に基づくこうした手法はアウトブレイクを制御する根幹となっている。

「以前より早く感染者を見つけ出せれば、封じ込めによって伝染の鎖を断ち切れると考えました」とヘンダーソンはＷＨＯに説明した。感染者のいる地域でワクチン接種を行い、チームは伝染の鎖を切ることができたのだ。他にも、根絶計画を成功に導いた要因がある。たとえば、各地に派遣されたチームは患者が来るのを待つのではなく、住民のほうへ出かけて行った。つまり、遠方の人も含め、もれなく状況を把握できたのだ。また、１９６８年の二又針の導入も挙げられる。細い金属製の針を二又にしたことにより、効果的にワクチンを皮内に接種できるようになった。この工夫された二又針の長所は、かつて使われていた注射に比べ、簡単なところにある。二又針を使えば、1本の薬液瓶から１００回分の接種が可能だ。

確かに、こうした要因が相まって、急速に感染者を減らすことにつながったといえるが、根絶への道のりは12年後まで続いていた。そこには、内戦や異常気象、整備されていないインフラ、人々がワクチンの安全性に対して抱く疑念など、社会的、政治的な要因が絡んでいた。こうしたハードルを越え、天然痘の感染者は減ったものの、依然として存在する感染者を見つけ出すための資源を増加させなければならなかった。わずかに残った感染者を探すため、チームの隊員は広い範囲を遠くまで移動することになり、患者1人あたりのコストが大きく跳ね上がったからだ。それでも、チームはわずかに残った最後の患者を見つけたのだ。

１９７７年10月26日、ソマリアのマルカで病院の料理人を務めるアリ・マオ・マーランという23歳の青年がチームの隊員に発見され、隔離された。天然痘に自然感染した最後の患者だ。彼は根絶計画の中で種痘接種活動を行っていたが、彼自身は針が怖いという理由で接種を受けていなかった。彼がウイルスを拾ったのは、天然痘に罹った2人の子供を隔離キャンプに車で送るガイドをしたときだ。9日後にマーランに症状が出た。彼は家から出ないように言われ、彼の近くに住む人々へのワクチン接種のために医療チームが派遣された。マーランと接触した5万４０００人余りが2週間で特定された。マーランは回復し、天然痘は終焉を迎えた。そのはずだった。

最後の天然痘患者として公式に認められているのは、メディカルフォトグラファーであるジャネット・パーカーと彼女の母親だ。パーカーは天然痘ウイルスの研究が行われていたバーミンガム大学医学部でウイルスに感染したと見られている。8月11日に体調を崩し、15日には特徴的な発疹が現れた。しかし、天然痘と診断がついたのは9日後だった。パーカーは9月11日に亡くなった。彼女の世話をしていた母親も感染していたが、回復した。パーカーは天然痘の標本を保持していた研究室に出入りしていたが、感染がその研究室への出入りによるものか、換気装置を通じて研究室から同じ建物内にある彼女の仕事場にもたらされたものかはわかっていないと、デビッド・ヘイマンは説明する。ヘイマンは、ロンドン・スクール・オブ・ハイジーン・アンド・トロピカル・メディスンの感染症疫学の教授で、根絶計画に2年間携わった。

この事件は、残存するウイルスを集約するか破壊するかを計画するきっかけになったとヘイマンは語る。パーカーの事例は冷戦中に起きた。各所で備蓄している天然痘ウイルスをアメリカかソ連に提出するか、決められた手順に従って破壊するよう、各国に要請があった。アメリカもロシアも、1979年の協定に沿って、WHOの監督と統制のもと、提出されたウイルスを現在も保持し続けている。アメリカはアトランタにあるアメリカ疾病予防管理センター（CDC）で、ロシアはシベリアにある研究機関でそれぞれウイルスを保管している。両施設とも2年に1回、WHOの査察を受けている。

保管されている天然痘ウイルスを破壊すべきだという議論は、数十年続いている。天然痘ウイルスに関する研究は現在も行われている。2001年にアメリカで炭疽菌による攻撃があったからだ。新聞社と連邦議会の事務室に送られてきた郵便物の中に炭疽菌の芽胞が発見されたのだ。このため、バイオテロに備える計画が展開され、その中に天然痘に関する研究、すなわち、より良い診断法、抗ウイルス薬、より安全なワクチンの開発が含まれていた。しかし、遺伝子テクノロジーの進歩により天然痘ウイルスの塩基配列は完全に解明されている。つまり、必要なときに研究目的でウイルスを再生することが可能だ。ヘイマンをはじめとする専門家は、保管されている生きたウイルスは地上から一掃する必要があるとの強い思いを持っている。WHOの意思決定機関である世界保健総会は、生きた天然痘ウイルスを使う研究についての見直しを何度も求めており、2016年5月には、第69回の総会で諮問委員会に見直しを求めた。しかし、2019年の第72回の総会では、天然痘に備えた抗ウイルス薬の開発を続けるうえでウイルスを用いた研究が必要であるとして、依然として保管されている。

公式には天然痘は根絶されている。１０００年にわたって世界を苦しめた天然痘のパンデミックに最後に向き合ったのは、アリ・マオ・マーランだった。天然痘が根絶された後、定期的な予防接種プログラムが伝染病予防の基礎を作っている。今はＷＨＯの予防接種拡大プログラム（Expanded Programme on Immunization：ＥＰＩ）の中で、子供たちをはしか（麻疹）、ポリオ、破傷風などの小児に多発する病気から守る目的で、予防接種が世界中で実施されている。これらも根絶できるだろうか？　専門家のほとんどがノーと答えるが、ポリオ根絶への取り組みは進行中だ。「天然痘の根絶に成功したとはいえ、あの計画に携わった有識者は他の病気を根絶できるとは絶対に言いません」とヘンダーソンはＷＨＯに語った。

天然痘の根絶には多くのプラス要因があった。まず、ワクチンが熱に強いこと。冷蔵庫で保存する必要がないので遠くまで運べ、熱帯地方でもワクチンが使えた。次に、免疫獲得に必要な接種は1回のみでよいこと。そして、感染者には必ず特徴的な発疹が現れること。そのため、感染者を特定して隔離し、接触したヒトへの予防接種が容易に実施できた。他の病気では、こうしたプラス要因は揃っていない。ある程度揃っているものもあるが、1つか2つの要因しかないものがほとんどだ。しかし、パンデミックが頻繁に起こって、公衆衛生に対する世界的な緊急対策が頻繁に求められる今こそ、いくつかでも世界から永遠に病気をなくそうとする努力を続けられないだろうか。

根絶を目指すとき

病気の根絶とは、跡形もなく病原体を永久に除去することを意味する。病原体とはウイルス、細菌、寄生虫などの感染性の微生物だ。地球上のいたるところに存在するこれらの数をゼロにし、永久に復活させないことを根絶という。望ましくは、すべての病気が根絶できることだが、現実には試みるだけでも科学的、政治的な基準をきちんと満たさなければならない。しかし、その基準を満たす感染症はほとんどない。疾病撲滅国際特別委員会（International Task Force for Disease Eradication：ＩＴＦＤＥ）は現時点で根絶できそうな病気を8種類選んだ。メジナ虫症、ポリオ、おたふくかぜ（流行性耳下腺炎）、風疹、リンパ系フィラリア症、神経嚢虫症［訳注2］、はしか、フランベジアだ。

科学的な基準には、疫学的な見地から根絶への取り組みの成果が現れやすいもの、たとえば、容易には広がらない病気、診断が容易な病気、終生免疫が得られる病気が含まれる。また、有効に介入できる、たとえば、ワクチンやその場で病気を止められる治療法は必須だ。そして、特定の地域ですでに排除されたというエビデンスが存在しなければならず、そのエビデンスにはより広い地域での根絶の可能性が示されている必要がある。天然痘の場合、「容易には広がらない」ことを除けば、すべての基準に当てはまった。

政治面の話をすれば、各国の政府が病気から受ける影響や想定される被害の大きさから見て、その病気の治療法を必要としていること、根絶が投下資本に見合った有効なものである必要がある。また、完全な根絶によって、長期にわたるその病気の単なる制御をはるかに上回る利益が得られなければならない。「要するに、国が根絶に乗り出す気になるか、ということです」と説明するのはホプキンスだ。理想は、根絶計画が他の保健衛生上の計画と相互に一致していて、達成すれば、国民に最大のヘルスケアのメリットを提供するシナリオだ。これらすべてを考慮して、特別委員会の専門家は根絶の見込みがあるものとして前記の8種類の病気を選んだ。しかし、公式に取り組まれているのは2種類で、メジナ虫症が1980年から、ポリオが1988年から、それぞれ計画が始まった。

フランベジアは細菌感染による消耗性の慢性病で、皮膚、骨、軟骨に病変が現れ、1950年代には根絶に向けての初のターゲットに選ばれた。安価な抗菌薬で治療できるからだ。ただし、限定的にしか成功しなかった。「あの計画では絶対に終わらないでしょう」とデビッド・ヘイマンは言う。「根絶に向けた世界的な取り組みになっていないため、ただ治しただけになっていると思われます」。フランベジアの患者は世界中に点在し、患者数が多いのに、中央アフリカのピグミー族のように、忘れ去られているケースが多い。根絶への取り組みについては、2012年にWHOが計画を改訂したが、フランベジアはいまだにまん延している。2018年現在、感染の疑いがある人は8万人だが、検査を受けたのは888人にすぎない。15の国々でエンデミック(訳注3)

訳注2　中枢神経系に有鉤嚢虫が入って引き起こされる。けいれんや麻痺が起こり、死に至る場合もある

訳注3　感染症が特定の人々や特定の地域において散発する状態で、流行にまで至らないもの

が続いている。つまり、継続的な伝染があるということだ。

メジナ虫症は、想像できる範囲で最も恐ろしい病気だろう。汚染された水を飲むと体内で1メートル以上にもなる虫が大量に発生し、感染から1年後に皮膚を破って外へ出てくる。この病気については第3章で詳しく述べるが、診断が容易で、汚染された水を飲むのをやめさせるという単純な介入によって予防が可能で、この病気がなくなれば経済効果が得られる。こうした理由で、天然痘に勝利した直後から根絶をめざす病気のトップに挙がっている。しかし近年では、イヌでの感染例が報告されており、根絶の可能性について議論が持ち上がっている。

次に候補に挙がったのがポリオだ。有効なワクチンがあり、終生免疫が得られ、ヒトにしか感染しない、つまり、病気を保持して媒介する（マラリアはこの一例）動物はいない、といったプラス要因があるからだ。アメリカはポリオの排除に成功した。病気の伝染を食い止めればよいと証明したのだ。しかし、世界的な根絶となると容易ではない。ワクチンが熱に弱く、免疫をつけるには複数回の接種が必要なためだ（成功と取り組みの詳細は第3章で述べる）。

メジナ虫症とポリオの根絶計画が進む中、WHOは数々の病気の排除（根絶ではない）に取り組んでいる。狂犬病、ハンセン病（まだ存在している）、失明に至ることもある眼の感染症であるトラコーマなどがその対象だ。「排除は通常、ゼロになることを意味しません。ですから、ゼロよりは達成しやすい目標です」とホプキンスは言う。ただし、彼が指摘するとおり、排除の定義はある地域で病気が発生しないか、または制御可能なレベルまで発生を抑えるか、である。重要なことは、病気に苦しむ人の数の大幅な削減だ。病気の制御のみでよいときもあれば、排除が必要なときもある。また、困難と費用が伴っても根絶しなければならない場合もある。病気にはそれぞれ特性があるので、人類はまず敵を知り、争いのある場所を特定し、条約にサインし、地域で戦うか世界戦争の宣言をする。

緊急事態

ほぼ1世紀前の1918〜1920年に、近代史における激烈かつ致死的なパンデミックとの世界戦争があった。H1N1インフルエンザウイルスが席巻したのだ。アメリカ疾病予防管理センターによると、トリに由来すると考えられているこのウイルスは5億人（当時の世界人口の3分の1）に感染し、5000万人が亡くなったそうだ。このパンデミックはスペインかぜと呼ばれ、健康な若者を殺してしまうほどの悪性な感染症だった。ふつうの季節性のかぜなら高齢者や体力のない者が犠牲になりやすいが、スペインかぜは違った。ワクチンも治療法もなく、世界大戦下にあった当時に発生し、当然、壊滅的な結果をもたらした。人類が持てる武器は、良好な衛生状態を促進するために患者を隔離することだけだった。H1N1は歴史上、最も恐れられた感染症として名を残すだろう。このパンデミックは、なぜ食い止められたか明確にはわからないまま1920年に終息した。

1957年にはH2N2によるインフルエンザが東アジアで発生した。このパンデミックはアジアかぜと呼ばれ、シンガポールで最初の症例が報告され、遠く離れたアメリカに広がり、世界全体での死者は110万人と推定されている。1968年には別の株であるH3N2がアメリカで広がったのをきっかけに、世界で100万人の死者を出した。H2N2とH3N2によるパンデミックはそれほど知られていないが、これらによるダメージは広範囲で、新しい感染症、特にインフルエンザが流行するとき、思い出される事例だ。

2003年にはSARSが流行した。無防備な人々にこれまでに知られていないウイルスが押し寄せ、アジア全域から世界のすみずみに広がって数千人の感染者を出した。6年後の2009年に、インフルエンザのすさまじさを思い起こす事例が発生した。メキシコを発生源とする新型H1N1がまたたく間にアメリカ、カナダ、そして世界中に広がった。予想されたほどひどいパンデミックにはならなかったものの、214の国から感染者が出たとの報告があり、少なくとも1万8500人が亡くなったとされる。しかし、実際はもっと多いとする調査報告もあり、たとえば、アメリカ疾病予防管理センターは15倍の28万4000人が亡くなったとみている。このとき、世界が講じた手段は抗ウイルス薬とワクチンだった。併せて、感染の拡大防止のために各国が協力し合うことで合意したが、ヒトの移動の制限という新しい社会規範に取り組まなければならなかった。ウイルスを保持するヒトが、感染していることを知らずに飛行機や電車に乗って、H1N1の感染を拡大させた。最初に症例が報告されてから、わずか9週間で6大陸に広がった（このパンデミックについては、第7章で詳述）。

ごく最近、2019年から2020年にかけて、新型コロナウイルスが中国の武漢市で発生し、2020年3月初旬までに10万人以上が感染し、3500人以上が死亡した。はじめは中国国内で感染者が出ていたが、旧正月の時期であったために、急速に世界に伝染した。この時点で、中国外の１００カ国以上から2万の症例が報告されたため、国際的な懸念事項となった。技術の進歩により、数週間のうちにウイルスは特定され、ウイルスのＤＮＡを利用してワクチンの製造がすぐに試みられることとなった。一方、中国は、この最悪のアウトブレイクと戦わなければならなかったし、他の国々でもそうだった。イタリア、韓国、イランは多くの感染者を出していた。これを受けて、飛行機による移動が制限され、世界中の人々はこれらの国への渡航を見合わせるよう、また、すでにそこにいる人たちは帰国して自主隔離するよう、各国政府と保健当局は要請した。中国からの感染者が他国での感染者の温床となり、そこから他の数十カ国に伝染した。

航空機位置情報サービスのひとつ、スウェーデンのフライトレーダー24によると、毎日20万以上の国際便があるという。また、世界観光機関では、２０１７年の海外旅行者は13億人を超えたとしている。世界はいよいよ1枚の大きなカンバスになってきた。人々は容易に未知の場所へ旅行したり移住したりできるようになった。すると、疑いを持たない無防備な人たちに、過去には知られていなかった新しい微生物が伝染し、大惨事が引き起こされる。ヒトがAという場所からBという場所へ飛行機で移動する時間は、地球の反対側へ行くのでさえ、感染した微生物が体内で増える時間より短い。つまり、症状が現れる前に、別の場所で別のヒトに感染させてしまうのだ。

２００３年のＳＡＲＳのパンデミックは、飛行機での移動がまん延に一役買った例だ。感染例のなかった国に、数日のうちにウイルスが広がった。このパンデミックにより、国際保健規則

（ＩＨＲ）が２００５年に改訂され、１９６のＷＨＯ加盟国が合意した。ＩＨＲは１９６９年に制定された当初、コレラ、ペスト、黄熱病、天然痘の４つの感染症の対策に絞られていたが、２００５年の改訂では現代の要求に応える形で「国境を越えて世界各国の人々の脅威となる深刻な公衆衛生リスクに対する予防と対策」の支援を目的とするとされている。この規則には「国際的に懸念される公衆衛生上の緊急事態（ＰＨＥＩＣ）」であるアウトブレイクに対する条項が含まれており、文字通りに、国際的に懸念される突発的または予期しない状況において、国際協力を要請している。ＰＨＥＩＣは世界的な専門家で構成される緊急委員会で決定され、宣言されると、各国はアウトブレイクを食い止めるために協力しなければならない。ワクチンの提供、対策チームの現地への派遣、資金、国境封鎖を見越した財源確保、各国の経済に与える好ましくない影響の回避など、準備することはたくさんある。

地球を震撼させたＳＡＲＳ以降、国際的な懸念となる６件の緊急事態が宣言された。まず、２００９年のＨ１Ｎ１型インフルエンザ（豚インフルエンザ）のパンデミック、続いて２０１４年のポリオ、２０１５年のジカ熱のエピデミック、２度のエボラウイルス病のアウトブレイク（２０１４年の西アフリカ、２０１８年のコンゴ民主共和国東部）、そして２０１９年末に中国で発生した新型コロナウイルスのアウトブレイク。ＳＡＲＳもコロナウイルスだったが、他の４種はまったく別の科に属するウイルスだ。それでも、正しく対処しなければ、いずれも世界の人々にとって重大なリスクとなる。飛行機を利用したヒトや物の移動が感染拡大の主要因だが、地球の温暖化、交通手段の発達、都市部や郊外での人口密度の上昇、整備されていないインフラ、患者に十分な医療が提供されないといったことも要因だろう。人口密度が高いわりに都市計画が不完全な都会という環境は、病原体が導入されて繁栄するための完璧な生態系だと説明するのは、WHO健康危機管理プログラム（Health Emergencies Programme）のエグゼクティブディレクター、マイク・ライアン博士だ。

ライアンは、国際的な懸念として宣言されているものの他に、公衆衛生上の緊急事態はたくさんある、と指摘する。彼が統括する部門には毎月約7000件の公衆衛生における懸案事項が持ち込まれ、その大半が感染性のアウトブレイクだという。2018年にはWHOの支援が必要と判断できるほどの重大な事例が481件あり、軽微な支援でよい場合もあれば、全面的な対応が必要な場合もある。どんなときも、彼のチームは数十件の緊急事態を抱えており、その3分の2が中東やアフリカの脆弱な国家で起きている。最もありふれたアウトブレイクは、コレラやはしか、ジフテリア、黄熱病だ。はしかとジフテリアについては安価で有効なワクチンがあるので、アウトブレイクが起きなくて済むはずだが、医療システムが弱く、健康に関する計画をうまく立てられないことに加え、これらの予防可能な感染症へのワクチンに抵抗感を持つ風潮が強くなるせいで、病気がなくならないと残念そうにライアンは語る。

アウトブレイクの原因として懸念される事象は他にもある。病気を媒介する生物が人混みの中でも生きられる場合だ。こうした病気には、カが媒介するデング熱、黄熱病、チクングンヤ熱がある。エボラウイルス病は、田舎の村の近くに住む野生生物がアウトブレイクの一因となっているが、この病気については、医療システムの不備に大きな要因があるとライアンは言う。基本的な感染の制御がなされておらず、頼れる資源もないのだ。

　なじみのない病気が発生すると、公衆衛生に携わる当局に不安が広がる。その病気が持ち込まれたとき、国には有効な薬もワクチンもない、つまり備えが不十分なことが懸念される。ＳＡＲＳや新型コロナウイルス、ＣＯＶＩＤ-19はこの例だ。今後の不測の事態に備えようとする試みの一環として、ＷＨＯは新興感染症のリストを整備している。リストに含まれるのは「公衆衛生上の緊急事態を発生させる可能性が高く、有効な治療法または予防法が不十分あるいは存在しない」ため、解決策の研究開発が急務であるとＷＨＯが考えている病気だ。近年では、クリミア・コンゴ出血熱（ＣＣＨＦ）、エボラウイルス病（訳注4）、マールブルグ出血熱、ラッサ熱、中東呼吸器症候群（ＭＥＲＳ《マーズ》）、重症急性呼吸器症候群（ＳＡＲＳ）、ニパウイルス感染症、リフトバレー熱（ＲＶＦ）、ジカ熱が該当し、さらには「Ｘ病」すなわち、ＣＯＶＩＤ-19のような、発生当時にかつて見られなかったまったく新しい感染症も含まれる。

　さまざまな病気が選ばれているが、症状も感染経路も重症度もさまざまだ。エボラウイルス病のようにヒトとヒトの接触によってすぐさま感染し、感染の広がりが急速で致死的なものもあれば、カが媒介するジカ熱のように致死的ではないが、病気そのものが長期にわたって存在するものもある。ＳＡＲＳは急速に広まり、致死率は約10パーセントと高めだが、ＭＥＲＳは容易に広がらないとはいえ、致死率はＳＡＲＳよりずっと高い。ＣＯＶＩＤ-19は容易に広がるが、致死率は低い。リストがウイルス性の感染症で構成されている点には注意したい。専門家の考えるところでは、ウイルスは基本的にサイズが小さく、咳やくしゃみの飛沫によって広がりやすい。このため、他の微生物よりもはるかに広がりやすいとされている。

ＭＥＲＳのアウトブレイクの経過はやや異なっていた。ＭＥＲＳはMiddle East Respiratory Syndrome（中東呼吸器症候群）の頭文字をとった名称で、病原ウイルスはＳＡＲＳやＣＯＶＩＤ-19の原因ウイルスと同じコロナウイルス科に属している。名前のとおり、中東で知られていた病気で、２０１２年に同定された。世界的な懸念となる最初のアウトブレイクは２０１５年に韓国で起こった。１人の韓国人男性が中東に出張した際、ウイルスを拾った。韓国へ戻った後にこの男性から感染が広がり、１８６人の感染者と36人の死者を出すこととなった。韓国にはよい医療システムがあるのに、このアウトブレイクが起きたことに世界の保健当局は驚いたと、ＷＨＯの感染リスク管理部責任者、シルビー・ブリアン博士は語る。韓国の保健機関も国際的な保健機関も衝撃を受けたのだ。

ここで問題となったのは、パニックだった。10年前のＳＡＲＳの経験が生きていないのだ。感染者の確定と隔離、接触者の特定に時間がかかったことと併せて、セカンドオピニオン、さらにはサードオピニオンを求めて複数の医療機関を訪ねる「ドクターショッピング」をする文化的背景があったとブリアンは言う。これは医療機関に感染を広げることにつながる。彼女のチームは、従来行われていた調査と予防に加え、人々が複数の医療機関で受診するのを止めるよう、韓国政

訳注４　従来、エボラ出血熱と呼ばれている疾患だが、患者が必ずしも出血症状を呈するわけではないことから、国際的にエボラ出血熱に代わってエボラウイルス病（Ebola virus disease：EVD）と呼称されている

府に要請した。また、アウトブレイクを専門に扱う疾病管理本部を設立した。本部は整備された保健部門と連携する機関で、後の２０１９年の新型コロナウイルスの輸入例を迅速に制御できている。２０１５年のアウトブレイクでは、韓国経済に20億ドルの損失があったと見積もられた。韓国への旅行者は激減し、国民は外食をせず、また遊興にふけることもなくなり、学校は閉鎖、親たちは学校が再開したあとでも子供を家にとどめた。

アウトブレイク、そして世界的なパンデミックは日常的になっていくのか、と尋ねたところ、ブリアンもライアンも答えはイエスだ、と言う。「社会は大変な速さで発展しています。私たちはそれに適応し続ける必要があります。感染症の広がる程度については、病原体によりますが」とブリアン。感染力の強い病気もあれば、カなどの媒介生物――病気をヒトに移す生物――がいなければ感染しない病気もある。後者の場合、ヒトへの影響の大きさは媒介生物の生存状況によって決まる。しかし、ブリアンは希望を持っている。新しい技術が早い段階での封じ込めを可能にすると考えているのだ。「自然現象とこうした現象を和らげるために私たちが設置できる手段とのバランスの問題です（原文ママ）」。社会は前進し続け、後戻りできないでしょう、と彼女は続けた。また、都市化についても、制御可能にはならないでしょう、と。大都市は流動性の中心《ハブ》で、駅や空港、バス停があり、往来も激しい。つまり、備えが重要なのだ。

世界健康危機モニタリング委員会に報告された２０１９年５月のデータには、１００カ国以上がパンデミックに備える国家レベルが低～中程度だと示されていた。トップレベルの備えをしているのは19カ国のみで、90パーセント以上の国が備えに不足があるということだ。対応しなければばならない要素は、人獣共通感染症や微生物の薬剤耐性、法令、国の研究機関のネットワーク、緊急事態への対応、リスクコミュニケーションなど、幅広い。トップレベルの19カ国には、オーストラリア、カナダ、中国、韓国、アメリカ、キューバ、フィンランド、イギリス等が含まれる。

国が力をつけて備えができるようになれば、アウトブレイクの件数は近年に生じたような割合では増えないだろうと語るのはライアンだが、全体的に見て、アウトブレイクは増加の一途をたどっている。「パターンははっきりしています」。脆弱な国においては、未熟な医療システム、ワクチンへのためらい、治療のために使った薬に対して病原体が獲得した抵抗性、流動する人々、気候変動などが新しいパターンを作る。「私たちがそれに十分に追いついていないのです」。世界は気候変動という事実に気づいているが、そこから生じた生態系がどうなっているかわかっていない、とライアンは考えている。「新興感染症が世界中に広がるための完璧な状況を私たちは作ってしまったのです」。

ライアンのチームは手に入る技術を駆使し、感染症からの影響を最小にするために、緊急を要する公衆衛生問題を扱っていくだろう。しかし、彼は「私たちの目が届かないどこかで、次のパンデミック、次のＳＡＲＳが発生する」ことに注意を払っている。彼のチームは今、ＣＯＶＩＤ-19との世界的な戦いを主導している。

これに対する心構えが世界にあったかどうかという点に関しては、ライアンはなかったと考えている。「本当にそういう気持ちがあるのなら、もっと多くの備えができていたでしょう」。そうした事態を真剣に受け止めることすらしてこなかったのだ。そう、今までは。

アウトブレイク？ エピデミック？ パンデミック？

私たちが対処しているのはエピデミックだと報道はいう。マラリア、ジカ熱、コレラの地域的なアウトブレイクはそうだろう。肥満、糖尿病、メンタル疾患、マリファナの吸引、オピオイドの使用、子供が夢中になっているテレビゲームも含まれるだろう。1件の症例またはクラスター感染として始まったものが件数を増やしてアウトブレイクとなり、やがてエピデミックとなる。制御しなければパンデミックに発展するか、時間が経過してエンデミックになる。しかし、実際にこれらは何を意味するのだろうか。感染症の制御に関する言葉はもともと、段階に応じて、明確な意味をもって定義されている。だが、私たちの社会はこれまでに病気の制御に関する数々の用語を会話の中で幅広く使ってきており、その結果、言葉の使い方がしばしば、不正確だったり、軽々しくなったりした。

では、まず**健康**という言葉を見ていこう。WHOの定義によれば、肉体的、精神的及び社会的に完全に良好な状態であり、単に疾病又は病弱の存在しないことではない、とされている。では、**公衆衛生**はどうだろう。単刀直入な用語と思われるかもしれないが、そうではない。厳密にいえば、これは社会的な政治上の理念で、WHOの用語集では公衆衛生を、共同社会の組織的な努力を通じて、疾病予防、医療政策、または健康増進計画などの手段を用いて、すべての人々の健康の増進、寿命の延長、生活の質の向上を目的とする技術、と述べている。

病気はいずれも次の2つのうちのどちらかに分類される。**伝染病**と**伝染しない病気**だ。伝染とは、ヒトまたは動物から別のヒトまたは動物に病気が広がることを指す。伝染病にはふつうのかぜ、インフルエンザ、HIV、マラリア、結核、ペストなどがあり、伝染しない病気にはがん、糖尿病、ぜんそく、心血管障害などがある。伝染病は、**感染症**といってもよいのだが、ヒトの間で広がる。咳やくしゃみ、個人的な接触を介して直接広がるものと、カなどの生物を介して、あるいは汚染された食物や水から間接的に広がるものに分けられる。動物からヒトへ直接広がる病気は**人獣共通感染症**という。ここでいう動物は脊椎動物だ。エボラウイルス病の場合、感染したサルやオオコウモリなどの野生生物と接触することによって、ヒトにウイルスがもたらされる。インフルエンザも、トリなどの動物からウイルスがもたらされることが知られている。伝染病はすべて感染性だが、ヒトからヒトへ、接触によってうつることを**伝染**という。この言葉を誤って使用している例は多い。伝染病はすべて、病気を広げる能力のある細菌、ウイルス、寄生虫、その他の微生物などの病原体によって、拡散する。

伝染病であるか否かを問わず、病気を制御するために公衆衛生に関わる仕事をするとき、チームは担当する病気の**疫学**を理解する必要がある。つまり、異なる集団の中で病気がヒトにどのような影響を与えるか、また、なぜそのように影響するのかというパターンを理解しなければならない。これを知ることが病気のまん延を止めるための最適な計画を立てる第一歩となる。たとえば、マラリアを制御する戦略は地域によって異なる。地域が異なれば、病気を媒介するカの種類も、病原体である寄生虫の種類も異なるのだ。マラリアを起こす病原体であるマラリア原虫（*Plasmodium* 属）には4種類がある。これを媒介するのはハマダラカ（*Anopheles* 属のカ）のメスで、異なる大陸で異なる種《しゅ》が生息する。マラリアの発生が最も多いサブサハラ・アフリカで[訳注5]は熱帯熱マラリア原虫（*Plasmodium falciparum*）が病原体で媒介生物はガンビエハマダラカ（*Anopheles gambiae*）だ。このカが活動するのは主に夜なので、殺虫処理をした蚊帳《かや》を吊るしてその中で眠るのが効果的な予防手段だ。

病気に感染したヒトを**症例**《ケース》という。アウトブレイクが発生すると、最初の症例が保健当局によって確定される。アウトブレイクの発生源となった最初の症例を**初発症例**《インデックスケース》という。**プライマリーケース**と混同されがちだが、これはヒトの集団やコミュニティに感染を持ち込んでアウトブレイクを発生させたヒトを指す。ただし、集団に感染を持ち込んだこのヒトに対して保健当局がプライマリーケースであると確定することはほとんどない。病気の制御の分野で最もなじみのある言葉は**アウトブレイク**だろう。正式には「特定の地域または人々の間に突発する病気」とアメリカ疾病予防管理センターによって定義されている。他にも、これを拡張してＷＨＯは「特定のコミュニティ、地域、季節において、病気が通常予測される範囲を超えること」と定義している。たとえば、ある町で少数のはしかの症例がときどき発生することはあるだろうが、これはアウトブレイクではない。報告された症例が集団で突発した場合をアウトブレイクという。希少病の場合、関連のある症例が2件出れば、アウトブレイクと呼ぶのに十分だ。

アウトブレイクからもう一段階進むと**エピデミック**になる。エピデミックにも同様な定義がある。症例の多さは予想を上回り、より広い地域全体に感染が広がり、人々の間に病気が広まるのが早いこともしばしばだ。ＨＩＶとともに生きる世界中の数百万の人々はエピデミックを構成している。同様に、毎年マラリアや結核に感染するヒトは増え続けているが、数百万の感染者が出れば、エピデミックになる。どんな病気であれ、特定の地域において一定の期間に症例数が急上昇する場合もエピデミックといってよいだろう。

一部の国や地域では、ある種の感染症が**エンデミック**になっている。病気の伝染が続いているのだ。ＷＨＯによれば、80以上の国で――ほとんどがアフリカ、アジア、南北アメリカの国々だが――マラリアはエンデミックだ。一方、眼の感染症であるトラコーマは40以上の国でエンデミックとなっており、約２００万人の感染者が視力を失うか視力障害を起こしている。エンデミックが発生している国に突如としてアウトブレイクまたはエピデミックが起こると、制御への取り組みは複雑になり、政治が介入する。通常の制御手段に加えて、迅速な対応が必要になる。アウトブレイクが新たな懸念または別個の問題として把握されない、つまり見過ごしたり無視されたりしやすいので、ほんの1件のアウトブレイクを特定するだけでも複雑になってしまう可能性がある。

また、**クラスター**という言葉も使われる。こちらも症例数についての言葉で、「想定内」ではあるが、同じ時に同じ場所で、密度の高い状態で集まったために感染することを指す。クラスターが重要であるとみなされたとき、アウトブレイクに分類される場合がある。

ほとんどの人が恐怖を感じる言葉は**パンデミック**だろう。アメリカ疾病予防管理センターの定

訳注5　サハラ砂漠以南のアフリカの地域

義では「広域に発生するエピデミック」とされ、WHOの定義では「『新しい病気』が世界的に広がること」と詳細を追加している。WHOの定義で疑問に思う点があるだろう。マラリアや結核、デング熱などは世界的なエピデミックだが、なぜ、パンデミックとはみなされないのだろうか。SARSとH1N1豚インフルエンザはパンデミックだった。H1N1インフルエンザウイルスによるスペインかぜもパンデミックだ。ごく最近、COVID-19がWHOにより、パンデミックのリストに追加された。どのような要件があればパンデミックとなるのか？　驚くにあたらないが、その要件は明確ではなく、討議して判断するのだ。そこでは、科学者や保健当局に専門家が加わり、新規性、重症度、病気の広がりやすさ、罹患率（病原体に接触したヒトが発症する割合）が考慮される。

しかし、公衆衛生の面での対応は病気の制御が中心となる。さらなる病気の広がりを防ぐために感染を食い止めるのだ。こうした対応には感染の背後にある微生物の完全な理解、そしてタイミングについての知識が欠かせない。微生物と接触してから感染が判明するまでの期間を**潜伏期**という。潜伏期には微生物が症状を起こすには至らず、他者へ伝染することもない。微生物と接触してから病気に発展する期間を**インキュベーション期**という。この初期の2つの期間は重なっており、新しい土地で病気が発生する、また犠牲になりやすい人が感染を自覚するより先に病気を制御できる期間であると理解することは重要である。感染した可能性のある人をモニタリングして隔離するとき、感染したか否かを判断するタイミングはインキュベーション期の長さで決まる。たとえば、はしかのインキュベーション期は10日、エボラウイルス病は最長21日、結核は10

週間だ。

感染者から病気が伝染する状態になると、**感染性期間**に入ったという。病気によるが、感染性期間が始まる前後に症状が出る。大半の病気は症状が出てから感染したとわかる。インキュベーション期に続いて感染性期間に移行する例として、エボラウイルス病や結核が挙げられる。はしかは、初期症状として発熱から始まり、4日後に発疹が現れる。それから4日経てば、発疹は消失する。細菌性髄膜炎は微生物と接触してから症状が出るまでに7日かかり、潜伏期とインキュベーション期が一致している。標的となる病気について、潜伏期とインキュベーション期、感染性期間を理解すれば、感染リスクのある人を特定して、接触者を追跡するのに役立つ。

形もサイズも異なるピースで組み立てる大きなパズルを考えてほしい。まず、ピースを見つけなければならない。これは原因となる病原体を特定し、いつ、どのようにそれに感染したか、どれほど悪性なのかを割り出す作業に似ている。そのピースを手掛かりにして大きな絵を作るために、てきぱきとピースを合わせなければならない。すると、対処しているものが何かを理解して対処できるようになる。

病気が発生してエピデミックになった場合、特にエピデミックが長く続く場合、病気の規模と拡大状況を説明するのに便利な重要用語が2つある。**有病率**と**発生率**だ。有病率は、ある集団で、ある期間内に、新しく病気に罹った人とすでに病気に罹っている人の総数で、発生率は、ある期間内に新しく病気に罹ったとして報告された人の総数だ。どちらの用語も病気を数値化して表している。2018年のＨＩＶの有病率は3790万人で、これだけ多くの人がＨＩＶ感染症とともに生きているのだ。このうち、2018年の新規感染者、すなわち発生率は170万人という驚異的な数だった。アウトブレイクがどのように広がり、ワクチンや医療器具など、アウトブレイクの制御に必要な資源を計算するとき、その基となる期間が数日間、数週間、数カ月では不十分だ。2019年にコンゴ民主共和国で生じたエボラウイルス病のパンデミックでは、国際的に懸念される公衆衛生上の緊急事態が宣言された。9月19日には前の1週間で57人の新規感染者が確認されたと報告され、同日前3週間の新規感染者は145人だった。保健区域ごとの症例は減少しており、アウトブレイクが始まった2018年以来の感染者は総計3034人だ。

感染症を制御するときは、感染拡大を防ぐために、まず感染者の隔離が行われる。既知の感染者との接触により感染した可能性のある人たちを追跡し、感染がそれ以上広がらないように、可能な場合には衛生面の措置がとられる。だが、理想的な制御戦略は病気に対するワクチンを入手できるようにして使用することだ。ワクチンが十分に有効な病気には、ポリオ、はしか、おたふくかぜがある。ワクチンがある程度有効な病気の一例は、季節性インフルエンザで、その季節に有効なワクチンの接種により、インフルエンザに罹るリスクを60パーセントまで低減するとされている。しかし、大部分の病気、特に新興の病気に対してはワクチンはないし、まだ開発段階のものは使用に足るほど研究が進んでいない。

ヒトからヒトへ伝染し、有効なワクチンが使える病気への対策として、**集団免疫閾値**への到達を目指して、集団予防接種が実施されている。集団免疫閾値とは、病原体がヒトの集団の中で広がることが不可能になる水準を指す。病原体の伝染を阻止するためにワクチンによって守られる人の数が十分であれば、病原体は生きのびるためにこの水準を超えなければならない。伝染の鎖が断たれるのだ。集団免疫閾値は病気によって異なり、その病気の伝染しやすさに左右される。たとえば、はしかは極度に感染力が強く、１人が感染すると、平均で12～18人の免疫のない人に伝染する。一方、ポリオは感染力が弱めで、１人の感染者から免疫のない人に伝染するのは平均で５～７人だ。それゆえ、はしかの伝染を防ぐためには、集団やコミュニティ全体に接種できるワクチンが必要となり、集団免疫閾値は概ね95パーセントだ。95パーセントの人が予防接種を受ければ、その集団内ではウイルスは広がることができなくなるはずだ。ポリオについては、集団免疫閾値は80～85パーセントだ。集団免疫閾値を決める背景に、予防接種により接種を受けた人もその周囲の人も保護されるという概念がある。既述のとおり、天然痘の根絶にはこうした戦略が必須だった。伝染を防ぐために、10人のうち少なくとも８人が予防接種を受ける必要があった。

感染症はどのように起こるのか

感染症を制御し、終息させるために、私たちは病気を理解する必要がある。議論されているかもしれないが、最も重要な要因は、病気はどのように広がるか、つまり感染経路だ。どこでどのようにアウトブレイクが生じるのか、その後の感染拡大によりどのように猛威を振るうのかを決めるのが感染経路だ。ウイルスの旅は決して単純ではない。感染経路がいくつもあるため、ウイルスは確実に広がり、生きのびる。結局、これが感染症のすべてだ。病原体は行った先で新しい宿主に侵入し、増殖する。事態を複雑にしているのは伝染サイクルで、感染拡大にカなどの媒介生物が関与している場合は、伝染サイクルが問題になりやすい。加えて、一部の病気はヒトにも動物にも感染する。ヒトでの症例が消失したとしても、媒介生物に感染源が残ることも考えられる。しかし、まずは感染経路は多様であることを抑えておこう。

病気の感染経路は主に6通りある。感染者の体液に直接触れる感染、空気感染、水を介した感染、経口感染（糞口感染ともいう。排泄物への接触による感染）、媒介生物による感染、母子感染（子宮内感染、分娩時感染、授乳による感染を含む）。はしかやインフルエンザのように空気感染するウイルスは感染力がきわめて強く、HIVなどで見られる血液を介した直接感染は、空気感染ほど感染力は強くないが、ウイルスを拾う可能性は高くなる。最も複雑な感染はおそらく、媒介生物による感染だろう。ヒトと媒介生物間を行き来するため、それぞれの体内における病原体のライフサイクルがあるからだ。

ヒトからヒトへの接触感染が成立するか否かは、感染に対してどれだけ注意を払えるかにかかっている。例えば、運悪く致命的な病気を隠し持っているかもしれない人と接触していると考えたほうがいいかもしれない。接触感染で問題となる体液は、血液、開いた傷口、唾液、性交時の精液や膣腋だ。体液を介して伝染する微生物は、通常は宿主の体外で生きのびることはできない。そのため、接触により宿主を乗り換える。体液を介した接触感染に該当するのは、淋病や梅毒などの性感染症の他、エボラウイルス病（すべての体液から）、水痘（開いた傷口から）、ヘルペス（開いた傷口から）、結膜炎（目を触った手などを介して）などがある。HIVなどは接触による感染経路をたくさん有しており、血液、精液、膣腋、母乳を介して伝染する。

空気感染する病気は多く、インフルエンザ、結核、百日咳、ふつうのかぜが該当する。２人のヒトの間で感染が起きるとき2通りの経路があるが、どちらの経路をとるかは病気によって決まる。ひとつは、感染者が咳やくしゃみをして病原体を含んだ飛沫を散らすと、短い距離を飛んでもう1人の目や耳、鼻に着地する（結膜炎の場合、これが起きる）。もうひとつは、病原体を含んだ細かい飛沫をスプレーするように、感染者が咳やくしゃみをしたり、しゃべったり呼吸したりして広げる（はしかや結核は、このように伝染する）。この場合、病原体はもっと遠くまで飛んでいくことができ、別の人に吸入される。はしかウイルスは2時間ほど空中に残存できる。

接触感染する病気の多く（すべてではない）と空気感染する病気の封じ込めには、感染者の早期隔離と感染者と接触した人たちの追跡が必要になる。同時に、空気感染の場合には衛生面の対処をし、換気を行う。ＨＩＶや性感染症などの接触感染では隔離の必要はない。感染者との性交により伝染するからだ。感染者は、治療しないうちに性交しないように助言され、ＨＩＶの場合、コンドームなどの防護具を使わずに性交するのは御法度《ごはっと》だ。

水を介した感染は、汚染された水との接触によって広がる。通常は、安全な飲料水が確保できない場所で、汚染された水を飲むことによって起こる。このように広がる感染症はたくさんあり、経口感染もそのひとつだ。衛生状態が悪かったり、下水設備が整っていなかったり、また洪水などの自然災害や異常気象が起きたりすると、人糞に存在する病原体が水源に入ってしまう。コミュニティによっては、他に手立てがない場合、水源に直接排便するところもある。このような形で伝染する病気には下痢性の疾患が多く、コレラ、ランブル鞭毛虫症（ジアルジア症）、ロタウイルスをはじめ、A型肝炎、ポリオ、腸チフス、回虫などが該当する。

水を介した感染がすべて糞便によるものというわけではない。糞便以外にも感染者が水を汚染することがある。メジナ虫症はその例で、この病気は感染者の体内から皮膚を破って寄生虫が出てくる。病変部は脚であることが多い。このときの痛みをやわらげるために脚を水に浸すと、寄生虫は幼虫を水中に放ち、これがミジンコに取り込まれる。そのミジンコがいる水を飲むと、幼虫はヒトの体内で成長して成虫になる。一方、ポリオやコレラといった経口感染する病気は水以外のものによっても広がる。たとえば、感染者に触れた手を洗わないまま食品に触れて食品を汚染し、それを食べる場合がそうだ。感染者の便で汚染された水に生息していた魚介類を食べる、糞便中に排泄された鉤虫などがいる土壌に触れるといった行為も該当する。

水を介した感染と経口感染は今でも途上国で発生している。この問題の解決に向けて、効果的な水道設備と衛生計画、さらには強力な非常事態宣言の発出が必要だ。気候変動によりこの問題がすでに悪化しており、こうした気象が続くと干ばつや洪水が頻繁に起きるなど、水源や上下水道の整備に影響するとの研究報告もある。

感染拡大に生物が関わっていると、病気の制御は一筋縄では行かない。媒介生物は感染の過程に余計な段階を持ち込むので、別の面から考慮することが必要になる（次ページでライフサイクルについて述べる）。また、媒介生物は移動できるので、病気が発生する範囲が広くなる。先に述べたとおり、ヒトに伝染病をもたらす生物を媒介生物と呼ぶが、カ、マダニ、ノミ、チョウバエ、ダニ、ネズミなどの小動物がその例だ。WHOによれば、世界全体で見たとき、媒介生物による感染は感染症の17パーセントを占め、その大部分が吸血昆虫によるものだ。多くの伝染病にかかわっているのがカだ。マラリアの他、デング熱、黄熱病、ジカ熱、ウエストナイル熱を媒介する。媒介生物のライフサイクルと活動、また媒介生物体内の寄生虫の変異は、病気のまん延を防ぐうえで理解しなければならない事項である。

多くの場合、病気の制御と予防を目指して、公衆衛生に携わってきたチームが望む最善の成果は、媒介生物の制御だろう。殺虫剤処理した蚊帳とカの繁殖地を潰してきたことが功を奏している。アジアやサブサハラ・アフリカなどの感染多発地域では効果絶大だ。当然のことながら、カを制御できれば、カが媒介する他の病気の発生も抑えられる。しかし、マラリア原虫のように、いずれの宿主の体内でも増殖できるように、ヒトの体内でのライフサイクルと媒介生物体内でのライフサイクルが異なるといった、特殊なライフサイクルを持つ病原体は多い。それで伝染病はなくならないのだ。また寄生虫の生存を阻止しつつ、ワクチンを開発したいと研究者が望むなら、それは宿主内でのライフサイクルの違いを理解することによって実現可能となる。

病気によっては、動物の集団内で感染が広がり、感染した動物にヒトが接触してアウトブレイクの発生となることもしばしばだ。動物が病原体を保有して行動することもある。制御された病気や制御を試みている病気が再び人々の間に広がる可能性があるのだ。病原体保有動物として、コウモリ、ネズミ、イヌ、サルの名がよく挙がる。既述のとおり、野生のコウモリやサルはエボラウイルスの感染源で、ヒトがこれらに接触して感染すると考えられている。イヌは狂犬病ウイルスやラッサウイルスを保有する動物として知られている。ラッサウイルスは西アフリカに固有のラッサ熱を起こす。動物がウイルスを保持していると理解すること、そして病気の制御に向けて感染した動物を殺処分するか、動物とヒトとの接触を制限することが感染抑止に、特に病気を排除し根絶する計画において、重要である。

一般的ではないが、大きな懸念として、母子感染の増加がある。母子感染は、妊娠中、分娩時、授乳中に起こる。例としてＨＩＶがある。ウイルスは出産時の出血を介して伝染し、母乳中にも存在する。抗レトロウイルス薬による治療が感染リスクを大きく低減している。梅毒も、母親が治療していなければ、妊娠中と出産時に母子感染する。Ｂ型肝炎も分娩時に母子感染することが知られており、新生児には出生直後に感染防止策として、ワクチンを接種する必要がある。

感染制御に向けた努力

感染症、特に新興感染症の制御は「何事もスピードが大切で、どれだけ早く対処できるかにかかっています」と語るのは、香港大学に籍をおく感染症の権威、袁国勇《えんこくゆう》教授だ。袁教授にはすでに「序章」で登場していただいたが、２００３年に香港にＳＡＲＳが到来したときに、最初に対応した医学研究者だ。この未知のウイルスを理解し、ウイルスの広がりを抑止するための考察を加えるという仕事をしてきた人物である。ほんの数カ月前に中国の一部で広がったウイルスが初発症例として中国本土から香港へやってきたのだ。しかし、中国は状況の深刻さを世界へ発信しておらず、問題を隠していたとして非難された。「もし、中国政府が3カ月早く報告していたなら、話はまったく違っていたでしょう」と袁教授はいう。「感染を制御するためには、できるだけ早く行動を起こす必要があります」。この事例から学んだ中国政府は、２０１９年から２０２０年にかけて武漢で新型コロナウイルスＣＯＶＩＤ-19が発生したときは、情報の透明性が向上した。もっとも、この事例でも、先立って生じていた懸念について沈黙していたことと、症例数が正しく報告されていない懸念があることに対し、地元の当局は非難を浴びた。

当局が知るところとなったら、制御に向けた対策案が立てられる。対策案には、迅速診断法や、可能なら治療薬やワクチンの開発が盛り込まれる。しかし、治療薬やワクチンの開発が実現することは少なく、迅速診断法すら確立できない場合もあると袁教授は考えている。２０１７年に発足した感染症流行対策イノベーション連合（ＣＥＰＩ）は、感染症が既知か未知かを問わず、これに対するワクチンの開発とワクチン開発に伴う資金援助や協力を行う。目下のターゲットは、ＭＥＲＳ、ラッサ熱、ニパウイルス感染症、リフトバレー熱、チクングンヤ熱、ＣＯＶＩＤ-19のような新興感染症だ。ただ、道のりは長く、複雑だ。そうこうしているうちに、アウトブレイクが発生し、私たちを驚かせ、広がっていく。

「私たちがすでに実施してきた方法でアウトブレイクに対処することが重要です。つまり、アウトブレイクの封じ込めは疫学的に有効で、これ以外に早く打てる対策はありません」と話すのはデビッド・ヘイマンだ。封じ込めには、感染者の追跡と隔離、接触者のモニタリング、感染拡大が起きている地域への旅行の禁止を実施する。２０２０年のＣＯＶＩＤ-19はこの典型例だ。

新型コロナウイルスのまん延を防ぐために、各国は重要な対策を推進した。航路の遮断、都市封鎖（ロックダウン）、クルーズ船の乗客の船内隔離、感染者のホテルへの隔離が実施された。また、自主隔離や手洗いの習慣化といった基本的な衛生管理が広く励行された。

封じ込めが重要としつつもヘイマンは、ワクチンの開発にも望みをかけている。これまでにない病原体が人々の中に入り込んできたときに、即座にそれに対応するワクチンを作るような技術が開発されることを期待しているのだ。「現在ではワクチン開発に何カ月もかかっており、その間にアウトブレイクが広がります」。また、「SARSを食い止めた方法」が従来実践されてきた手法だったことを彼は指摘している。しかし、グローバル化した社会においては、感染症が起きた村や都市、国の中だけに微生物をとどめおくことはできない。微生物にしてみれば、地球全体に次の宿主が見つかるのだ。また一方で、アウトブレイクを経験した各地の担当者は微生物を封じ込めるにはどうしたらよいか知っているだろう。しかし、アウトブレイクを経験したことのない土地で感染症が発生すると、計画が導入されている間にも急速に広がってしまう。

エボラウイルス病はまさにその例だ。1976年以来、40年以上にわたって、コンゴ民主共和国（旧ザイール）におけるアウトブレイクは数十件が知られており、いずれも数カ月以内に制御されてきた。だが、2013年末にギニアを、そして2014年と2015年にわたって西アフリカを襲ったエボラウイルス病は、様相が異なっていた。ギニアをはじめ、リベリア、シエラレオネといった国々では、エボラウイルス病を経験したことがなかった。加えて、人々の流動性も大きかったのだ。コンゴ民主共和国の北キブ州で2018年に発生したエボラウイルス病にも同じことがいえる。同州内のコミュニティではエボラウイルス病を体験したことがなかったために、アウトブレイクの終息に2年もかかった。過去に20件以上のアウトブレイクを比較的容易に封じ込めてきたのだが、２０１４年と２０１８年のアウトブレイクは、国際的に懸念される公衆衛生上の緊急事態の宣言に至った。

近年、憂慮されるのが反ワクチン運動だ。詳細は第2章で述べるが、ここ数年で根を下ろしてきたこの運動のせいで、ワクチンの接種率が低下している。アメリカやイギリスなどの先進国で、はしかのような伝染病の予防接種を受けないことを選択する人が増えているのだ。こうした動きがアウトブレイクの急増につながっており、推計では、２０１８年にはしかで亡くなった人は14万人とされている――ワクチンで防げる病気なのに。この事態は、ＷＨＯの言葉を借りれば「世界的な大きな取り組み」になる。アメリカのある地方では、２０１９年に独自の非常事態宣言を発した。アメリカ国内のはしかの症例数は２０１８年には３７５人だったが、２０１９年には１２８０人に増えている。「公衆衛生の課題です」とデビッド・ヘイマンは言う。

増大する脅威のトップに挙げられるのは、微生物の薬剤耐性だ。つまり、従来使用されてきた薬剤に病原体が耐性を持つようになり、病気に対して薬が効かなくなるため、感染症が急増しやすくなる恐れがあるのだ。これについては第6章で解説するが、ＷＨＯによれば、世界各国から耐性を持った微生物による感染症の事例が報告されている。結核、梅毒、淋病、また、黄色ブドウ球菌（*Staphylococcus aureus*）による院内感染がそうだ。複数の薬剤に耐性を持つ微生物も存在する。国際的に注意を喚起すべき問題であるのに、そうなっていないとヘイマンは指摘する。

耐性を持った微生物に感染した人がこちらの国からあちらの国へ、好きなときに旅行することも考えられるとヘイマンは警告する。国境を例に話をしたが、感染者についても考慮すべきだろう。未知の新興感染症に罹っているかもしれないし、ワクチンで防げる感染症を隠し持っている発症予備軍かもしれない。さもなければ媒介生物となるカが見つかっている国でマラリアやデング熱を拾った人かもしれないのだ。

第2章　病気と政治

感染症対策には、多くの人が複雑にかかわる。それは、アウトブレイクの際も、エピデミックが続いているときも同じだ。たとえば、医療従事者、医師、疫学者、微生物学者、広報担当者、公衆衛生の専門家、コミュニティや地域の代表者、保健に携わる省庁、政府の代表者などが挙げられる。また多くの場合、国際赤十字や国境なき医師団（ＭＳＦ）、さらにはＷＨＯのような国連機関など、国際的な機関も関与する。まず思いつくところを挙げたが、実際にはより多くの個人やグループがかかわってくるものだ。ここで、はっきりさせておこう。大勢の人たちの関与があるということは、環境や文化の異なる人々が交錯するわけで、調整が必要になる。だから、物事はどうしても政治的になるのだ。

　理想的なシナリオは、任務を託された当事者同士がスムーズに協調して、容易に迅速かつ効果的な対応をすることである。しかし現実では、混乱が起きやすい。コミュニケーションや調整のずれは、ともすれば誤解を生じさせ、成功への道のりは長くなる。そこに政治不安や政治的対立が入りこむと、成功はさらに遠のく。イエメンやコンゴ民主共和国を見ればわかるだろう。とき

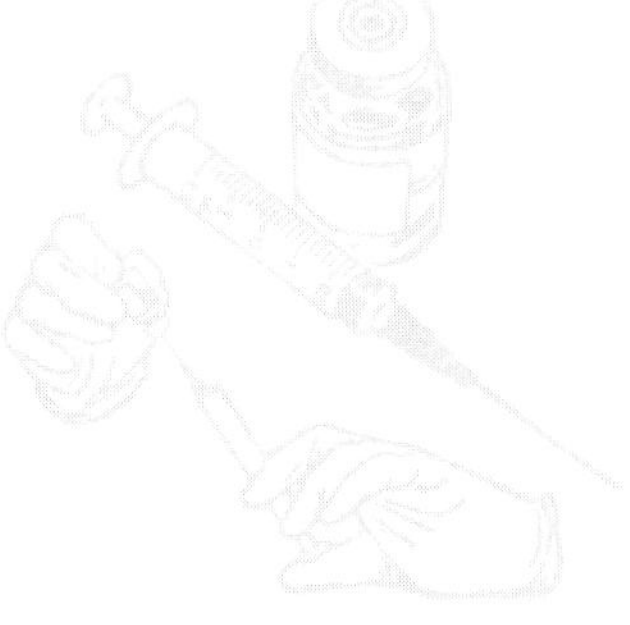

には、感染症対応が政治の道具として利用される。支持を得るため、または、国が抱えている別の問題から国民の目をそらすための手段として使われてしまう。他方で疫病のアウトブレイクは、各国首脳にとって、自国が直面しているすべての問題を洗い出すきっかけとなる場合もある。世界が見守り、援助態勢ができているからだ。いずれにせよ、アウトブレイクは常に政治的課題になるのだ。

まずは、２０１８年にコンゴ民主共和国で発生したエボラウイルス病のアウトブレイクの例を見てみよう。本章を執筆していたとき、流行はまだ続いていたが2週間にわたり新たな感染者は報告されておらず、終息の可能性が見込まれていた。しかし、２０２０年3月初旬、３４４０人以上の感染者が報告され、そのうち死者は２２６０人にのぼった。このアウトブレイクが起きたのは、ウガンダと国境を接する北東部の北キブ州だ。地域の住民の中には、病気の流行という事実を受け入れない者もいる。その代わりに人々はさまざまな噂を真に受けている。特定の地域を狙って故意にウイルスがばらまかれたなどという陰謀説が政治家らを通じて広まると、長年不当な扱いを受けてきた地域の住民は、それを信じてしまうのだ。このような噂が浸透した背景には、国政選挙が絡んでいる。選挙は従来通り２０１８年12月に行われたのだが、ベニとその周辺地域では、エボラ流行のため、選挙を3月まで延期すると伝えられていたのだ。この決定をきっかけに、人々は病気が政治の道具とされていることへの不信感を強め、抗議行動が広がった。医療従事者に対する暴行や医療機関の破壊などにより、感染対策にも重大な支障が生じた。暴動が続き、感染症への対応に悪影響が出た。２０１９年4月にはＷＨＯの医師が銃撃されて死亡。ほかの医療従事者も、常に身の危険にさらされていた。コンゴ民主共和国では以前にも、別の地域でエボラウイルス病の流行が9回起きているが、ほとんどの場合、感染者は数十人にとどまり、300人を超える感染者が出たのは、2件だけだ。これに対し、現在のアウトブレイクは、政治不安のあおりを受け、感染者数は少なくともその10倍を超えている。

また、アウトブレイク対策への政治の影響が国際的な関与という形で現れた例もある。それは、2014年から2015年にかけて西アフリカで発生したエボラウイルス病のアウトブレイクだ。感染の規模はコンゴをはるかに超え、2万8000人以上の感染者と1万1000人もの死者を出した事例だ。専門家の多くはこのアウトブレイクについて、複数の要因が重なって大惨事となるいわゆる「パーフェクト・ストーム」が起きたとみている。そして、その大部分が政治的要因だというのだ。ギニアでエボラウイルス病の流行が起きると、何の疑いも持たない多くの国民が、抜け穴だらけの国境を通過して移動したため、感染はいとも簡単にリベリアやシエラレオネに広がった。官僚は、このような病気を見たことがなく、類似の危機に直面した経験もなかった。一方、医療従事者たちは、長年の内戦で損壊された制度や施設の中で治療に当たった。また、指導者に対する信頼が薄い地域では、パニックに陥っている住民を静めなければならなかった。そこへ国際機関が入り、医療物資と有能な医療チームを投入して、感染者の治療とさらなる感染拡大の予防に当たった。国際機関は、まずコミュニティとの信頼関係を築くことを優先した。同時に、全世界に状況を報告し、流行は制御されている——少なくとも、国々が一致協力し、必要な資金・技術・物資などを提供すれば、制御できるだろう——と伝えた。WHOは当初、状況を過小評価したため、厳しい批判を浴びた。国際的に懸念される公衆衛生上の緊急事態を宣言するのが遅すぎたため、爆発的な感染を招いてしまったからである。それ以前のエボラウイルス病の流行は、通常数週間、もしくは数カ月で抑えられていたのに、西アフリカの流行の制御に2年も要したのは、このアウトブレイクの複雑さに加え、対応の遅れが原因だったと主張する者もいる。

しかしながら、とにかく早く注意を喚起するのが正しいかというと、必ずしもそうではない。注意喚起が早すぎると、不必要なパニックを引き起こすだけでなく、国家や国際機関の物資が無駄になるおそれさえあるからだ。このような批判の対象となったのは、西アフリカのエボラウイルス病よりも5年早い２００９年に起きたＨ１Ｎ１型インフルエンザのパンデミックへの対応である。このパンデミックでは、感染は２１４カ国におよび、1万８５００人を超える死者が出ている。ヨーロッパにおける人権と法の支配の保護に取り組む国際機関である欧州評議会は、ＷＨＯの他、各国政府やヨーロッパ連合（ＥＵ）の関係機関による対応を激しく批判した。正当な理由もないのに資金や物資が無駄に使われ、公衆の不安をあおったと結論づけたのだ。ウイルスは当初の予想よりも感染力が弱く、感染者の数も予想を下回った。その原因の1つとして、このウイルスが１９６０年代に流行したウイルスと類似性があったためだと判明した。高い年齢層の中には、当時の感染によって新しいウイルス株に対しても免疫を持つ人が、一定数いたのである。

欧州評議会は、パンデミックの重大性を評価するＷＨＯの緊急委員会について、そのメンバーの経歴等に関するＷＨＯの開示が十分でないことを批判した。メンバーの中には、製薬会社とつながりがあり、薬やワクチンを大量に確保することで利益を得る者が含まれていると主張したのだ。これに対しＷＨＯは、製薬会社とのつながりを否定し、初期の研究と疫学に基づき、このウイルスが中程度の威力を持つ新しいウイルスであり、大多数の人はまだ免疫を持たないという判断に至ったことを強調し、みずからの立場の正当性を主張した。専門家によっては、切迫するパンデミックに対しては、必ず十分な備えをするべきだと主張するが、何十億ドルもの無駄が生じるかもしれない場合は、最終判断は慎重に行うべきだという考え方もある。いずれにしても、一筋縄では行かない問題であり、結局誰かが批判を浴びることは避けられない。

ワクチン反対派の力

ワクチン反対派とは、さまざまな理由からワクチンの接種に異論をとなえる人を指す。それと並んで、反ワクチン運動が広がりつつあることも、今やよく知られている。彼らは、人々にワクチンを否定させるために、誤った情報や作り話を広め、予防接種を貶《おとし》める陰謀を企ててきた。今のワクチン反対派は、ありとあらゆる根拠を持ち出して、ワクチンの接種を敬遠したり拒否したりすることを呼びかける。しかも、働きかけるときに用いる根拠を相手によって使い分けるので、妨害の手段も複雑になり、公衆衛生の担当者は難しい対応を迫られている。

このような運動自体は、何世紀も前から存在していた。早いものは、初期の天然痘ワクチンが接種されたときまでさかのぼる。19世紀には、さまざまな危険が伴うという理由で、ワクチンを接種しないよう呼びかけるポスターが多く見られた。これに対し、現代の反対派は少数派であるにもかかわらず、その声はより大きく強く、現代のデジタルの世界で拡散され、より広い範囲で新たな賛同者を増やしている。その結果、本来ワクチンで予防できる病気の再来を引き起こしているのだ。たとえば、２０１８年と２０１９年には、予期せぬはしかの流行が世界中で起きた。世界全体では、はしかの感染者数は30パーセント上昇し、推計では２０１８年に14万人が死亡したとされている。その理由は単純ではないが、専門家のほとんどは、予防接種を受けなかったことに原因の一端があると考えている。

ロンドン・スクール・オブ・ハイジーン・アンド・トロピカル・メディスンのハイディ・ラーソン博士は、ワクチン・コンフィデンス・プロジェクトの代表を務めており、このような現象は世界各地で起きており、場所によって様相は異なると述べている。今や世界の90パーセントの国々で、ワクチン接種への躊躇《ちゅうちょ》が報告されており、多くの国では、はしかに対する免疫を持つ人が95パーセントを下回っている。ラーソンのプロジェクトは、予防接種プログラムに対する公衆の信頼度を10年間にわたって調査し、国や地域ごとのワクチンに対する公衆の認識を比較するための「ワクチン信頼指数」を開発した。ここでいう「信頼」とは、ワクチンの効果と安全性に対する信頼、およびワクチンを接種するという医療システムに対する信頼と定義づけられている。同プロジェクトが２０１６年に世界67カ国を調査した結果によると、ワクチンに対する信頼度が最も高かったのは、バングラデシュやエチオピアなどの発展途上国だった。一方、ヨーロッパ全域での信頼度は低く、特にワクチンの安全性についての不信感が強い。全世界で信頼度が最も低い10カ国のうち、７カ国がヨーロッパの国だったのだ。就学率が高く医療サービスが行きわたっている国のほうが、ワクチン接種への肯定的な感情を持てない人が多くなるという傾向も明らかになり、現代社会の変容を浮き彫りにした。さらに、２０１８年にヨーロッパ連合におけるワクチンの受けとめ方をより詳しく調べた結果、多くの国でワクチンへの不信はさらに強まっていた。たとえば、チェコ共和国、フィンランド、ポーランド、スウェーデンなどでそのような傾向が見られる。これらの国では、一般開業医がワクチンの安全性と重要性を疑問視していることが、しばしば不信の広がりにつながっている。

この傾向は、ウェルカム・トラスト（訳注１）による２０１８年の調査によっても裏づけられた。それによると、ワクチンが安全だと思っている人は、西ヨーロッパでは59パーセント、東ヨーロッパでは50パーセントにとどまった。これに対し、南アジアでは95パーセント、東アフリカでは92パーセントだった。アメリカはヨーロッパの多くの国と比べると信頼指数が高かったが、南北アメリカ大陸の中では最も低かった。その結果、親が子供に予防接種を受けさせないという現象が起き、国によってはすでに排除したと思われていたはしかのような病気のアウトブレイクが発生するのだ。

イギリスの王立公衆衛生協会（ＲＳＰＨ）による２０１８年の報告書によると、生産年齢に該当する世代においても集団免疫についての理解度が低いことがわかった。その一方で、ワクチン・オーバーロード説、すなわちワクチンを過剰に接種することは有害であるという考えは根強く残っており、４人に１人は、ワクチンを受けすぎるのは体によくないと信じていることも明らかになった。この説は、アメリカのドナルド・トランプ大統領が、就任前に主張していた考え方でもある。一方、プラス面としては、子供の健康のために予防接種は重要であると信じている親が91パーセントいることもわかった。それにもかかわらず、一部の親がワクチンを受けさせない理由として挙げたのは、安全性への不安である。

このような世界の状況を鑑み、ＷＨＯは２０１９年の世界の健康に関する脅威の中でも最重要なものとして、ワクチン接種への躊躇を挙げ、「ワクチンについての誤った情報は、世界の健康に対する重大な脅威であり、予防可能な病気の根絶にむけた過去何十年もの歩みを逆戻りさせるおそれがある」と述べた。しかし、人々を躊躇させるものは何なのだろう。それ以上に、「すべての人が躊躇すべきだ」と多くの人が考えてしまうのはなぜなのか。一部の宗教が長年何らかの形でワクチンに反対してきたことは事実だが、それ以外では、現代社会におけるワクチン接種への躊躇には、おもに3つの原因があるとラーソンは考えている。第一に、自由選択を望み、政府や権力による強制に反対する自由主義者の存在。第二に、体をピュアに保つことにこだわって、化学物質を嫌い、ナチュラルな生活を信奉する自然主義者の存在。そして最も多いのは、ワクチンの安全性に対して懸念を抱き、その不安を拡散する人々の存在が挙げられる。

また、宗教を理由に予防接種を避ける人々は今でも多く、その影響は著しい。２０１８年の秋には、ニューヨーク市および近郊のロックランド・カウンティの2カ所で、はしかのアウトブレイクが起きた。予防接種を受けていなかった住人が、当時はしかの流行が続いていたイスラエル

訳注１　健康や医療についての大衆の意見を調査する団体

を訪れたことが発端とされている。ニューヨーク市とロックランド・カウンティでの流行は1年近く続き、ニューヨークでは600人以上、ロックランドでは300人以上の感染者を出し、過去30年で最悪のアウトブレイクとなった。いずれの地域でも、おもにユダヤ教の少数派にあたるハレーディー（超正統派）のコミュニティで感染が広がった。ユダヤ教正統派のコミュニティの多くは、宗教指導者がワクチンの意義と重要性を支持し、接種を奨励していたが、ハレーディーのコミュニティでは、親が子供への予防接種を拒否していたからだ。ニューヨーク市は非常事態を宣言し、事態を改善するために一部の地区で予防接種を義務づけた。全米でもこのところ、はしか（麻疹）の急な発生が見られる。2019年には31の州で1282件の症例が報告されている。これは、1992年以来最悪の数値で、麻疹排除国から外されるおそれさえある。報告された症例の73パーセント以上はニューヨーク市での流行と関連があり、大部分は予防接種をしていない人々だった。なお、このような増加傾向にもかかわらず、アメリカは麻疹排除国の認定を維持している。

今でもポリオの常在国とされている3カ国のうち、ナイジェリアの北部とパキスタンでは、予防接種を奨励しようとした医療従事者が襲われることがある。また、宗教の名のもとに誤った情報が広められ、身体障害を引き起こす病気であるにもかかわらず、親が子に予防接種を受けさせないという事態も起きている。とくにパキスタンではイスラム教の武装勢力が、ワクチンはイスラム教徒の子孫を残せなくするための西洋の陰謀だなどと言って、人々のあいだに恐怖を広めている。その結果、効果的なワクチンがあるにもかかわらず、ポリオの流行がいまだに存続しているのだ。

　子供を「自然に」育てたいと望む母親が予防接種を拒否する理由として挙げるものにはいくつかの共通点がある。調査によれば、母親たちがワクチンを「不自然なもの」や「不純物」ととらえたり、本来の免疫を弱めるから健康な子供には必要ないと考えたりしていることがわかっている。このグループに属する人たちは、医療の介入そのものを疑問視し、妊娠中でも医者にかからず、代替医療や補完医学に頼る傾向がある、とラーソンは指摘する。それゆえヨーロッパやイギリスでは、ホメオパシーがかなり広く浸透しているとも、彼女は説明する。また、いわゆる「自然派」の親の中には、はしかにかかったほうが子供は強くなると信じている者もいるというのだ。

　しかし何といっても、予防接種を躊躇する人の最大のグループは、ワクチンの安全性を懸念する親たちである。このような親たちの考え方や、それにともなう心配や不安は、いくぶん伝染しやすいのは明らかだ。とくに著名人がそういった発言をしている場合にその傾向は強くなり、しかも今はＳＮＳを通じていとも簡単に拡散されてしまう。ウェルカム・トラストの調査でもワクチン・コンフィデンス・プロジェクトによる調査でも、ワクチンの安全性を疑問視する人が世界中で増えていることが明確に示されている。たとえば、南太平洋の島国サモアでは、２０１８年7月にはしかの定期予防接種を受けた乳児が2人死亡して以来、予防接種率が急激に下がり、31パーセントにまで落ち込んだ。死亡例をきっかけに、予防接種に対する強い反感が全国的に強まったためだ。その結果、２０１９年にははしかの感染者数が未だかつてないほど増加し、10月にはアウトブレイクを、11月には国家非常事態を宣言した。12月中旬までには感染者数は

４８００人を超え、60人以上が死亡した。

多くの専門家の間では、ワクチン接種を避ける動きの主な原因はある研究論文だという見解でほぼ一致している。その論文は１９９８年に発表されたもので、ＭＭＲワクチンが自閉症を引き起こす可能性があると記載されている。ちなみにＭＭＲは、はしか（Measles）、おたふくかぜ（Mumps）、風疹（Rubella）の３種を一度に予防する混合ワクチンだ。論文著者のアンドリュー・ウェイクフィールドは、その後医師免許を剥奪されている。

ウェイクフィールドは、データを集め結論を導くために「不適切で倫理に反する研究手段」を用いたとして、同じ分野の多くの研究者たちから批判を浴びた。不適切とされた理由として、サンプル数が少ないことやデータ分析と結論との関連が不完全であることなどが指摘された。また、ウェイクフィールドがワクチン製造会社を相手とする訴訟の当事者から資金提供を受けており、利益相反があったことも調査で明らかになった。その結果、彼の研究結果を掲載した医学雑誌『ランセット』は、その論文を正式に撤回した。また、英国医事委員会がウェイクフィールドの医師登録を取り消したので、以後彼が医師として働くことは禁じられた。

その後、別の研究者が行った一連の研究によって、ＭＭＲワクチンと自閉症の関連性は否定されている。２０１９年にデンマークの研究グループが、65万人以上の子供を対象に行った調査結果が発表された。それによると、「ＭＭＲワクチンの接種によって自閉症になるリスクは増加せず、自閉症の傾向がある子供に接種したとしても発症を誘発することはない。接種後の自閉症のクラスター分類との関連性もない」ことがわかった。同様の検証が何度くり返されても毎回結論は同じで、調査が大規模になればなるほど、強い裏づけが得られたことになる。しかしながら、とくにヨーロッパや北米では、あの最初の論文がもたらした悪影響がなかなか抜けず、いかなる反論にも耳を貸そうとしない人々のあいだでは、ウェイクフィールドの説がいまだに支持されている。論文を撤回するのにかかった時間が12年と長かっただけに、そのあいだにウェイクフィールドの主張が深く浸透してしまった、とラーソンは指摘する。

イギリスでのＭＭＲワクチン接種率は、１９９６年には92パーセントだったが、２００２年には84パーセントまで下がった。２０００年の時点でのアイルランドの接種率は、80パーセントを下回り、同年のアメリカでは、９０・５パーセントだった。当然のことながら、じきにはしか（麻疹）のアウトブレイクが起きた。イギリスでは、１９９８年に56件だったはしかの症例が２００６年には４４９件になり、２０１８年にはイングランドのみでも９１０件を超えたため、イギリスは２０１９年に麻疹排除国の認定を取り消された。イングランド公衆衛生局（ＰＨＥ）は、すべての親が子供に予防接種を受けさせるよう、くり返し呼びかけた。

ウェイクフィールドの論文は、その内容だけでなく外部的要因によっても、影響力が強まったとラーソンは考える。「あの論文が発表されたのが、グーグル社の設立と同じ年だったということは忘れられているかもしれません。続いて、フェイスブック、ツイッター、インスタグラム、ユーチューブも登場しました」。そういう意味では、「彼は運がよかった」とラーソンは言う。それに加え、多くの親にとって重大な関心事である「自閉症」を問題にしたことで、いっそう人々に衝撃を与えた、とする。自閉症の子を持つ親や、その懸念があると思っている親に対して、病気の原因を示したからである。のちの反証論文が、ウェイクフィールドの論文ほど広く拡散されない理由の1つはここにある、とラーソンは述べている。反証するだけで、新しい答えを提供していないからだ。「別の答えを出さずに間違っていると言うだけでは、説得力はありません」とラーソンは言う。「誰も、親たちによりよい答えを示すことができていないのです」と。以来、ウェイクフィールドは独自のキャンペーンを行い、運動を立ち上げ、「彼はまともなことを言っている」と考える自由主義者や代替医療を支持する人々のグループに歓迎されている。要するに、ウェイクフィールドは舞台から退場したわけではないし、本人もそのつもりは全くなさそうだ。「彼は今でも活発に活動し、多額の資金提供を得ています」とラーソンは言う。

技術の進歩、そして何よりもソーシャルメディアの発達は、ワクチンへの反感が広がるうえで、中心的な役割を果たした。オンライングループやネット上の掲示板を通じて、陰謀説や誤った情報が拡散されるだけでなく、ワクチン反対論を正当化する場を大勢の人に提供しているのだ。しかし、IT分野全般について言えることだが、この現象を制御するのは難しい。ソーシャルメディア各社は、反ワクチン運動において、それぞれのプラットフォームが果たしている役割の問題点を見直すよう求められた。不安をあおる場を提供するのではなく、正確な情報や信頼できる情報源のリンクが広く共有されるよう促すべきだとされたのだ。王立公衆衛生協会の報告によれば、イギリス国内で、とくに子供を持つ親に対して、ワクチンに関する否定的な情報の拡散に使われたおもなツールは、ソーシャルメディアである。そのような情報を受け取ったという親は5人に2人、5歳以下の子供のいる親の場合は、2人に1人だという。そしてソーシャルメディア各社はその責任を問われるべきだとしている。

２０１９年9月、フェイスブック社は、フェイスブックやインスタグラムでワクチンに関係するコンテンツを検索すると、ＷＨＯなど信頼できる情報源へのリンクを含む教育的なポップアップが表示されるようにすると発表した。この決定は、一部の医療専門家からは評価されたが、英国医師会などは、反ワクチンを訴えるコンテンツはすべて排除すべきだと主張した。同年初旬に、インスタグラムは、#vaccinescauseautism（ワクチンは自閉症の原因）や#vaccinesarepoison（ワクチンは毒だ）など、ワクチン反対派のハッシュタグをブロックし、反ワクチン感情の拡散を目的とするその他のハッシュタグも、見つけしだいブロックすると発表した。だが、ワクチン反対派が保有するおびただしい数のアカウント自体は、ユーザーネームに「anti-vaxxer（ワクチン反対派）」という語が使われているものでさえ排除されず、現在も残っている。ソーシャルメディア側としても、ワクチン反対派であるという理由で、利用者のアカウントへの実力行使ができるわけではない。各社がフェイクニュースや誤った情報の拡散を予防する手段を開発すれば、反ワクチン運動のほうも予防手段に抗議したり抜け穴を見つけたりして、拡散を続けるのである。「発信者のほとんどは抜け目がなく、違法になるような発言はしません」とラーソンは言う。「たとえば〈ワクチンには何が含まれているか知っていますか?〉や〈ワクチンのリスク、本当にわかってますか?〉など、質問形式にしたり掲示板を作ったりします」。さらには、#informedconsent（インフォームドコンセント）や#runtherisk（危険を冒す）などのハッシュタグを使用して抜け穴をすり抜ける。たんに質問を投げかけられ、大衆が疑問を抱いたとしても、それ自体を

IT企業や政府が封じるわけにはいかない。こういった手法にどう対抗するかはいっそう難しい課題だ、とラーソンは強調する。「彼らのほうが、常にまわりの環境に注意を払っており、機会を見つけては語り口を変えて発信するなど、正式な情報源よりも敏感に対応している」のだ。それに比べ、公式な情報を伝える側やワクチンを推進するグループは、対応が十分ではなく、ソーシャルメディアの場を理解していないため、損をしているとラーソンは考える。

ラーソンの研究グループに属するサム・マーティン博士の研究では、妊娠中のワクチン接種についての意識を調査した。国や地域による意見が肯定的か否定的か、分布を明らかにするため、全世界を対象に、2018年下旬のソーシャルメディア上の議論に着目した。世界全地域におよぶ15カ国でのソーシャルメディアへの投稿を分析した結果、ほとんどは妊娠中のワクチン接種に対して肯定的だったが、イタリアとアメリカでは、かなりの数の否定的意見が見られた。否定的な内容のものは、インフルエンザの予防接種に関するリスクに触れ、ジカ熱や自閉症などのさまざまな病気と結びつけ、科学的証拠の誤った解釈を主張の根拠としていた。そのほかにも、アメリカでは子供を病気からよりも、むしろワクチンから守るのだ、といった投稿や、アメリカ疾病予防管理センターなどの機関への不信感などもあがっていた。また、マーティンの研究からは、ソーシャルメディアというプラットフォームを使って、情報がいかに簡単に国境をまたいで広がるかも明らかになった。「ロンドンの問題はロンドン内にとどまると思わないほうがよいでしょう」と、ラーソンは言う。

このような動きに打ち勝つために、保健当局はさまざまな解決策を講じる必要があると、ラーソンは考える。たとえば、予防接種の予約をしなかったり、接種日に現れなかったりして、予防接種を受け損なった人をどうするか、という問題がある。ロンドンだけでも、予定の日に予防接種を受けに来ない人が何百万人もいるが、これについては、よりアクセスしやすい場所を設けたり、フォローアップ・プログラムをより充実させたりすることによって対処できる、とラーソンは言う。また、人々がお互いにどのように影響を与え合うかを知るために、集団行動や集団力学についても理解する必要がある。そして保健当局は、人々の感情が絡むソーシャルメディアなどの場に参加するべきだ。なぜなら、「そこが人々の居る場所」だからだ。ラーソンによると、現時点で保健当局は「この話に加わってこない」。ワクチンに対して疑いを抱いて問題提起をする側のほうが、すばやく人々に働きかけ、賛同者を募っているのは明らかであり、ワクチンを肯定する側が力を盛り返すためには、彼らに追いつかなければならない。

次なる課題：ワクチン

ワクチンについての理解と、そのリスク・ベネフィットのとらえ方は、少なからずその人の政治的意見と関係し、ひいてはその人が支持する政治家の考え方ともかかわってくる。確かに、政治家がワクチンに反対すると明言している場合、反ワクチンの考え方を必死で広めようとしている人々に拡散の場を与え、大きな宣伝効果をあげる。その一例が、アメリカのトランプ大統領である。トランプ氏は、大統領に選出される前に、ワクチンが自閉症を誘発するという誤った主張をくり返し、その多くをツイッターに投稿していた。２０１２年に「小さい子供に混合ワクチンを大量に接種していることが、自閉症の大幅な増加の原因だ」とツイート。２０１４年には、「健康な子供が医者に行き、何種類ものワクチンを大量に注射され、具合が悪くなり、様子が変わる――自閉症。そういう事例がどんなに多いか！」と投稿している。トランプ氏は、ほかにも同様の意見をくり返し公表している。また、アンドリュー・ウェイクフィールドやロバート・ケネディ・ジュニアなどのワクチン反対派の著名人と公の場で同席して、反対派の勢力を強めた。

アメリカでは、トランプ大統領の任期中にはしか（麻疹）の報告数が急上昇し、麻疹排除を宣言した２０００年以来、記録的な数値となっている。事態の緊急性を受け、トランプ氏の立場も変化し、２０１９年4月には「子供に必ず予防接種を受けさせるように」と発言している。しかし、彼が長年にわたってワクチン反対発言をしてきたことが、予防接種を嫌がる人々を勇気づけた結果、必然的にはしかのアウトブレイクが起きたと考えられる。ワクチン反対派は自信を持って、自分たちは正しいと思えるようになったし、トランプ氏のツイートやコメントは、大統領就任後もワクチン反対派を牽引し続けた、とラーソンは述べている。

トランプ氏とアメリカの状況もさることながら、ラーソンが全世界を対象に調査した結果、ワクチンに対する反感が最も強かった地域は、実はヨーロッパだった。その傾向は、近年におけるはしかの症例数の急上昇に表れており、２０１８年には8万件以上、２０１９年には10万件を超えた。２０１７年の2万４０００人の4倍以上だ。国によっては、政治家の言動が原因でワクチン反対論が勢いづいた。たとえばイタリアでは、かねてから反ワクチンの動きが根強く存在し、

２０１５年のはしかの予防接種率は85パーセントに下がった。その結果、２０１７年に悲惨なアウトブレイクが起き、５０００人以上が感染した。２０１８年に入っても、感染者は２０００人を下らなかった。現在政権の座にある反体制政党である五つ星運動は、医療システムを含めた制度全般に対する不信感と反体制感情をうまく利用した。ワクチンを接種するかどうかは個人の選択に任されるべきで、拒否する自由もあるという自由主義者の主張に共鳴することで、支持を得たのである。エリートや専門家に対する不信感が広がるにともない、全体的なポピュリズムへの移行が、ヨーロッパ全土のみならず、世界的にも見られた。

西ヨーロッパにおける国民の投票行動とワクチンについての意見を分析した２０１９年の研究では、ポピュリズムとワクチン接種への躊躇は大いに関連性があることがわかった。この研究を行ったロンドン大学クイーン・メアリー校のジョナサン・ケネディ博士は、「国のポピュリスト政党に投票した人の割合と、ワクチンは大事ではないと考えている人の割合には、非常に顕著な関連性がある」ことを発見した。ワクチンには効果がないと考える人との関連性も顕著に表れた。ポピュリスト政党への支持とワクチン不信とのつながりが最も強かった国は、フランス、イタリアおよびギリシャで、いずれの国でもここ数年のあいだに広範囲ではしかのアウトブレイクが起きている。３カ国とも２０１８年の症例数が２０００件を超え、ＥＵ諸国で最悪の数値となっている。

ユーガブ・ケンブリッジ・グローバリズム・プロジェクトが２０１９年に24カ国を対象に行った調査でも、同様の関連性が明らかになり、ポピュリズムを支持する人のほうが、非科学的な陰謀説を信じる傾向が強いことがわかった。ポピュリズムへの傾倒が強い人は、ワクチンの有害性は一般市民には知らされていないと信じる可能性が2倍近く高かった。さらに、イタリアの五つ星運動に投票した人々は、ほかの有権者と比べて、科学的な証拠を疑う傾向が強いこともわかり、それまでの分析を裏づける結果となった。このように、さまざまな調査結果が積み重なり、こんにちの政治の世界における現実が浮き彫りになっている。自分の声が政治に届いていないことに不満を強める市民が、さまざまな方法でエリート層や専門家たちに対抗しようとしている。正しい情報が伏せられているという不安にとらわれ、子供に予防接種を受けさせないのも、そういった行動の表れなのだ。

そうはいっても、結局のところ政治家――その多くは右派政党の党首、または右派政党と連立を組んでいる党の代表――や保健当局は、はしかのアウトブレイクに直面している。この現実を前に、トランプ大統領はワクチン問題に関する発言を１８０度方向転換せざるをえなかった。最近では、イタリアの五つ星運動も、子供が保育園や小学校に入る際、はしかをはじめ、10種の定期予防接種を受けていることを親が証明しなければならないとする法律の破棄を選挙公約にしていたが、その実現を見送った。このイタリアの法律は、はしかの報告数の増加を受けて２０１７年に施行されたものの、当初より論争が絶えなかった。賛成者は接種率が上がったことを評価し、反対者は法律のせいで社会から疎外される人々がいると批判した。実際、２０１９年3月には、予防接種記録を提示しなかったせいで入学を拒否された子供が相当数報告された。

定期予防接種に関しては、アメリカ全土でも同様の議論が起きている。すべての州で、子供が公立学校に通うためには、はしかを含む定められた予防接種を必須としているが、多くの州で免除となる事由を定めており、医学的理由や宗教上の理由、個人的信条など、内容は州によって異なる。医学的理由のみを認める州は、カリフォルニア州、ニューヨーク州など、5州にとどまる。カリフォルニア州では2015年に、ニューヨーク州では2019年に大規模なはしかのアウトブレイクが起きたため、個人的信条による予防接種の免除は廃止した。また、カリフォルニア州は2019年に義務づけをさらに厳しくする措置を講じた。医学的理由による免除を抜け穴的に利用する親が増えたからだ。そこで、免除申請用紙を統一し、1年間に5件を超えて免除を許可した医師は、調査の対象となることとした。加えて、予防接種率が95パーセントに満たない学校も調査されることになった。いずれの州でも、個人的信条による免除が認められなくなって以来、学校に通わず自宅学習（ホーム・スクーリング）をする子供が増えている。

オーストラリアでは、さらに厳しい措置を実施している。子供に予防接種を受けさせていなければ、児童手当や妊娠手当てが支給されないのだ。政府は「子供に予防接種を受けさせないという家庭の選択は、公共政策上も医学的研究によっても支持されず、児童手当という形で納税者が負担させられるべきものではない」とした。最近では、幼稚園や保育所に通うためにも予防接種を義務づけした州もある。いずれの場合も、接種免除は医学的理由がある場合のみ認められる。同様の議論は、西側のほかの国でも広がっている。フランスでは、2017年に子供の予防接種10種を義務化した。またドイツでは、子供の予防接種のベネフィットについて最低限のカウンセリングを受けていない親がいれば、幼稚園が当局に知らせることとした。どの国でも共通しているのは、ワクチン反対派からの抵抗に遭うことだ。新しい法律や措置を実施しようとして、殺害の脅しを受ける者さえいる。

ラーソン博士は、必ずしもすべての予防接種を義務づけることが正しいとはいえないが、はしかはワクチンで予防できる病気の中でも最も感染力が強く、感染すると重症化するおそれがあるため、学校や病院のような場での義務づけを検討するのは合理的だとする。しかしながら、ラーソンをはじめとする多くの専門家は、予防接種を受けやすくすることも最重要課題だと指摘している。親たちと直接かかわり、フォローアップ体制を整える必要があるし、子供の定期接種が遅れている場合は、受けさせるよう働きかけることも重要だ。また、ワクチンの供給量を十分確保し、誰もが必要に応じて予定通り受けられる状態を維持しなければならない。たとえば、単に都合が悪くなって、子供を予防接種に連れていけていない親もいるだろう。一方で、不安を感じている親もいるだろう。この場合は、威圧的に指導するよりは、予防接種がなぜ有意義かの説明を対面で行うのが適切かもしれない。政府は、定期予防接種を受け損なった子供についてはきちんとフォローし、再び予約して受けられるようにするべきである。イギリスではとくに、このような制度上の不具合が課題だ、とラーソンは言う。王立公衆衛生協会の報告書は「予防接種を受けやすい状況を整えることは、きわめて重要な課題だ。とくに、民族性や社会的経済的地位などによって生じる理解の差に対応するうえで、重要性が高い」とする。さらにラーソンは、定期接種を「受けさせる準備が整っていないのに、受けろと命じることはできない」としている。オーストラリア政府も、予防接種啓発キャンペーンのために予算を組んだが、このような対応は、誤った情報へのアクセスが簡単かつ無限にできる時代において、必要不可欠だとの声が多く聞かれる。

予防接種の義務づけの効果については、長く議論が続いており、専門家の賛否も分かれる。しかし、オーストラリアでは、義務づけの措置を講じてからは、予防接種率が上昇しているし、カリフォルニア州、フランス、イタリアでも同様の結果が得られている。ただ、ワクチン反対派への対処としては、接種を強制するのは得策ではないとする専門家もいる。むしろ対話をし、相手の立場になって考えることのほうが大事だという主張だ。ワクチンに関しては、科学的にすべてがわかっているわけではないことも認めたうえで、リスクよりもベネフィットがはるかにまさることを示し、接種するのはよい選択だと思ってもらう必要がある。

他方で、ワクチンを接種しないと判断する人たちは、結局のところ、恐ろしい病気の惨状に出くわしていないだけだ、と言う専門家もいる。リバプール大学インスティテュート・オブ・インフェクション・アンド・グローバルヘルス（Institute of Infection and Global Health）のトム・ソロモン教授はある意見記事で、「ワクチンのわずかなリスクを気まぐれにとりあげて、あたかも大ごとのように騒ぐ」のは、西側先進国の人々だけに許されるぜいたくだと述べている。そういった地域では、もはやはしかやポリオの患者を目にすることはめったにない。ところが、アジアで予防接種を実施すると、みな何時間も並んで受けようとする、とソロモンは言う。病気の恐ろしさをさんざん見てきた親は、何としても子供たちを病気から守りたいと思うからだ。またソロモンは、予防接種の義務化は、個人の自由を大きく侵害するとは言えないととらえ、似たような議論がされてきた前例を挙げている。たとえば、アフリカや南米の一部の国から入国する際に、黄熱病ワクチン接種済の証明が必要とされること。子の命を救うための投薬を、宗教的な理由などにより親が拒否しても、裁判所はそれを退けたこと。さらには、シートベルトが例外的に害をおよぼす場合があるとしても、着用の義務づけが容認されていることにも触れている。メディアウェブサイト『The Conversation（ザ・カンバセーション）』の中で、ソロモンは「（ワクチンが）予防してくれる病気の恐ろしさを目の当たりにすれば、ほとんどの人はすぐ考え方を改めるだろう」と述べている。

ワクチン反対の動きがなくなる見込みはない。しかし、予防可能な病気の再流行が現に起きている。その主な原因は、宗教や陰謀説に影響され、すでに懐疑的になっている人々の意識に、間違った情報が広がっていくことにあると言える。政治家や大手ＩＴ企業はこの現実を直視し、社会全体を守るために必要な措置をとっていかなければならない。それがどういった措置なのかは、社会が進化していくにつれて、変わっていくだろう。

第3章　古来の病気

感染症、特にアウトブレイクやエピデミックを起こす病気について考えてみよう。容易に思い浮かぶのは、ニュースに登場して世界を揺さぶるような、新しくセンセーショナルな病気だろう。ところが、私たちが今でも罹る病気の中には、何百年、ときには何千年も前から存在してきたものもある。時代とともにゆるやかに減少しているものの、一向になくならない病気もあるのだ。

古くからある病気への感染は、ほとんど発展途上国で起きている。しかも貧困にあえぐ農村地域で起きることが多く、西側の先進諸国では、めったに知られることはない。自分たちの生活圏に近くなければ、主要メディアがあえて取り上げないからだ。その一例が、ハンセン病（かつては、らい病と呼ばれた）である。多くの人は、「らい病」と聞くと、聖書や古文書、歴史小説などを連想する。そこでは、らい病患者が忌み嫌われ、社会から追放され、離島など、一般社会から隔離された集落で生きていく姿が描かれている。しかしハンセン病は、決して過去の病気ではなく、２０１８年には世界１２７カ国で20万８０００人を超える新たな感染者が報告されている。ハンセン病は公衆衛生上の問題として、排除の対象とされた。排除とは、症例数を人口１万人あたり1人未満に抑えることと定義され、2000年に達成した。現在では、人口1万人あたりの症例数は約0・2人に抑えられている。それでも、世界の人口が80億人に近いことを考えると、感染者数は相当数に上り、その79・6パーセントは、インド、ブラジル、インドネシアの3カ国に集中している。WHOは2016年に「ハンセン病のない世界」を目指す努力を再開し、特に子供の感染を減らすことを主眼とした。この病気は細菌感染によって起こるが、発見が早ければ、3種類の抗菌薬の併用で治療できるからだ。ハンセン病をめぐっては、今でも作り話めいた不確かな情報が多くつきまとい、感染者の体に軽く触れただけで伝染すると信じられている。最近のエビデンスからは、治療していない感染者の咳やくしゃみからの飛沫を介し、長期にわたる接触をとおして呼吸器系に感染するという考え方が有力である。らい菌（*Mycobacterium leprae*）に感染し、治療をせずに放置すると、皮膚、神経、四肢および眼に障害が起こり、徐々に進行する。WHOは製薬会社のノバルティスとの合意を通じて、患者を無料で治療する取り組みを行っているが、現在のところ、治療が間に合ううちに感染者を発見することが障壁となっている。

ハンセン病は、「顧みられない熱帯病」の1つである。顧みられない熱帯病には、熱帯や亜熱帯地方で起きる感染症が含まれ、多くは最も貧しいコミュニティの人々が侵される。そのような地域では清潔な水が手に入りにくく、衛生施設や基本的な医療サービスの提供を受けるのも難しい。病気を媒介するカなどが多い環境でもある。顧みられない熱帯病には、腸内寄生虫、アフリカ睡眠病、狂犬病、リンパ系フィラリア症などが含まれる。いずれも古来の病気だが、あいにく今も生き残っている。

ペストも古くからあるが、現在報告される感染症というよりは、むしろ聖書に出てくる話だと思われているかもしれない。しかし、歴史上「黒死病」と呼ばれたこの病気は、ハンセン病よりもかなり小規模ではあるが、今でも存在する。WHOによれば、2010年から2015年のあいだに、全世界で3248人の感染者が報告された。ペストの常在地マダガスカルでは、2017年にかつてない規模のアウトブレイクが起きた。8月から11月にかけての4カ月で、感染の疑いがある症例数は2300人以上、死者数は200人を超えた。14世紀にヨーロッパだけで5000万人の命を奪ったペストだが、現在はマダガスカル、コンゴ民主共和国、ペルーの3カ国が常在国とされる。ただ、散発的な症例は、ほかの地域でも報告されている。たとえば、2019年に中国で2件の報告があり、大規模なアウトブレイクに発展するのを阻止するべく、保健当局が対応を急いだ。

ペストは細菌（ペスト菌）による感染症で、菌に感染したノミに刺されたり、感染した動物の組織や体液と接触したりすることで感染し、治療が行われないと重症化する。ペストには腺ペストと肺ペストの2種類があり、腺ペストではリンパ節に腫脹が起こり、肺ペストでは肺が侵される。肺ペストのほうが重症化しやすく、飛沫を通じてヒトからヒトに感染が広がる。しかし、どちらも早期発見できれば、抗菌薬で治療できる。古来の病気の多くは同様に対処できる。ただ、今でもなくなっていないのは、見えないところで生き残り、最も弱い立場の人々の中に潜んでいて、医療提供者の目にとまりにくいからだ。そのため発見が遅れ、治療が間に合わず、感染の拡大を止めることができないのだ。古い病気は、このように息をひそめて、これから何百年も生き続けるかもしれない。そして、その存在すら忘れてしまっている人間よりも、長く生きのびるのではないだろうか。

結核：関心が薄れるとどうなるか

結核は、数ある病気の中でも、最もありふれていながら、最も複雑で私たちを困惑させる病である。それでいて、最も忘れられている病気であることは、ヒトにとって致命的とも言える。結核は世界の死亡原因の10位以内に入り、感染症としてはＨＩＶ感染症およびエイズ〔ＨＩＶに感染して適切な治療がなされないと、エイズ（後天性免疫不全症候群）を生じる〕を抜いて1位とされている。それなのに、特に先進国に住む多くの人は、まだ結核にかかる人がいると聞いただけで驚いてしまうのだ。ましてや、２０１８年に１０００万人が感染し、そのうち２００万人が亡くなったと知ったら、さぞびっくりするだろう。

この病気の複雑さは、その生態学的特徴にある。感染を起こすのは結核菌（*Mycobacterium tuberculosis*）という細菌で、ほとんどの場合は肺が侵され（肺結核という）、痰や血液の混じった咳が出るほか、体重減少や寝汗などの症状が現れる。まれに結核菌がリンパ節、骨や関節、消化器官、膀胱、生殖器官のほか、脳や神経系を侵すこともあり、これらを肺外結核と呼ぶ。髄膜炎を引き起こす場合もある。また、結核菌に抵抗するはずのヒトの免疫系に侵入し、結核性肉芽腫を形成する。結核菌がその中に潜むと、免疫系に発見されない。そして何の症状も引き起こさないまま、永久に居残ることができる。ところが、HIVへの感染や糖尿病によってその人の免疫系が弱ると、結核菌は解放され、攻撃をはじめる。その結果、結核感染者のうち病気を発症する人はわずか5〜10パーセントと推定されている。発症する人のほとんどは、感染から2年以内に症状が出る。さらに、世界の人口の4分の1は潜伏感染しているとも推定されている。

結核をめぐって戸惑うのは、なぜこんにちでも、これほど大規模に存続するのかということである。結核菌の感染力は特別強いわけでもないし、抗菌薬での治療も可能だ。基本的な衛生習慣によって予防できるし、潜伏感染者に先制治療を施すこともできる。それなのに結核がなくならない理由は、この病気がしばしば忘れられているということで、ある程度説明できる。優先順位が低いとの認識で放置されていると、油断している人たちに結核が再び忍び込むのだ。

この病気は、貧困病、すなわち医学が絡んだ社会病だと指摘するのは、国際結核肺疾患連合（しばしばユニオンと呼ばれる）の科学責任者、ポーラ・I・フジワラ博士だ。「誰もがいつも貧しい人のことを気にかけているかというと、必ずしもそうではありません」。結核が今でもなくならない理由については、単に関心が低いからだ、と博士は言う。保健当局、政府機関、資金提供者などが、十分な懸念を抱いておらず、結核を優先事項ととらえていないのだ。「WHOでも、1992年になるまで結核プログラムは存在しなかった」とフジワラは指摘する。100年前には、結核の治療と撲滅を求める社会運動が起きていた。その結果、1940年代末から1950年代にかけて、最初の治療薬が登場した。まずはストレプトマイシン、続いてイソニアジドが開発され、後者は今でも治療薬として処方されている。治療薬の登場で、療養所の患者たちは大喜びしただろう。しかしこの喜びは、同時に災いでもあった。なぜなら、「治療できる病気になったとたん、人々は、もうこの病気について心配する必要はない、と言い始めたからだ」。

結核治療の難しさは、治療期間にある。今でも結核がなくならない理由の根幹にあるのも、この問題だ。結核感染者を完治させるためには、抗菌薬を含む処方薬を毎日、最低6カ月間、飲み続けなければならない。途中でやめてしまうと、菌が完全に死滅しないため、生き残った菌が変異し、使われている薬に対して耐性を持つようになる。現状でも、それが起きている。２０１８年には、薬剤耐性結核菌の感染者が50万人報告され、その78パーセントでは、治療に使われた２種類以上の薬剤に対して耐性ができていた。治療の中断と耐性菌の問題が生じたのは、まずは、結核と診断され治療薬が処方された後のフォローアップが不十分だったことが原因とされた。患者がきちんと薬を飲んでいるかどうか、医療従事者が把握しようとしていなかったからだ。WHOは１９９３年に結核緊急事態宣言を発出し、その2年後には直接服薬確認療法（DOTS）という戦略を打ち出した。これにより、治療への取り組み・診断・薬の供給・患者のサーベイランス体制の整備の充実などを医療提供側に求めただけでなく、患者に対しても、定期的に（多くの場合、毎日）医療施設に通い、直接服薬の確認を受けることを求めた。「新しい治療薬が作られない以上、患者がきちんと服薬していることを確認して、既存の薬で治療し、耐性菌の出現を防ぐ必要があったのです」とフジワラは説明する。そのためには、「処方薬を飲み始めたすべての患者が、実際に最後まで飲み切ることを確認しなければならなかった」のだ。

緊急事態が宣言されて以来、結核の新規感染者の割合は下がってきたが、まだ十分ではない。

現在、新規感染者の減少率は、年間2パーセントにとどまっている。そこで、2050年までに30カ国で結核を排除、すなわち世界で人口100万人あたり1人未満まで抑えるという目標を設定した。具体的には、2035年までに死亡率を95パーセント削減し、新規感染者の割合を90パーセント削減することを目指している。しかし現状のままでは、いずれの目標の達成もおぼつかないだろう。

1990年代のはじめには学ぶべき教訓があった。フジワラは1992年にアメリカ疾病予防管理センターに採用され、ニューヨークの結核対応に当たった。当時ニューヨークでは結核の大規模なアウトブレイクが起きており、それを終息に導く過程に立ち会ったのだ。そのときの流行はHIV感染者を中心に多剤耐性結核菌に感染した患者が多く見られ、複数の病院で集団感染が起きた。「制御不能な状態に陥っていました。誰も結核の感染対策に関心を持っていなかったのです」とフジワラは説明する。そこで、アメリカ疾病予防管理センターが介入し、フジワラが送り込まれ、感染対策の指揮を任されたのである。

1978年から1992年の間に、ニューヨーク市における結核感染者の割合は3倍に、多剤耐性結核菌の感染者の割合は2倍に増えていた。さらに、感染対策への意識の低下、貧困層やホームレスの増加、人口の密集などが、感染の広がりに追い打ちをかけた。市は1960年代には結核罹患率を抑えるのに成功していたのだが、成功が続くうちに、すでに状況は好転したと思い込むようになり、感染対策の財源も削られていた。フジワラのチームがまとめた報告書によると、1992年のニューヨーク市は、非常に厳しい状況にあった。結核の報告数は3811人にのぼり、その20パーセント以上が耐性菌に感染していたのだ。耐性菌のまん延について専門家は、治療に対する遵守度の低さが原因であると考えた。市の最も貧しい地区であるハーレムでは、10万人あたりの症例数は２２２人となり、当時の発展途上国の多くよりも高くなっていた。「こういった患者たちと向き合うためのきちんとしたプログラムは存在しませんでした」と、フジワラは言う。そこで、フジワラのチームは新しいプログラムを導入し、感染拡大防止対策として、患者たちが治療薬を最後まで服用することの確認に力を入れた。一方で、市の職員に対しては、「Think TB（結核を考えよう）」のスローガンで呼びかけを強めた。「その時点では、誰も結核のことを考えていませんでした。結核は徐々に姿を消し、昔ほど深刻な問題ではなくなっていたのに、こっそり舞い戻ってきていたのです」。

フジワラたちのチームの研究論文によると、ニューヨーク市の結核感染者の割合を下げるために、優先すべき3つの対策が中心に据えられた。第一は、直接服薬確認療法だ。これにより、１９９４年までに結核と診断された患者の治療完了率は90パーセントにまで改善した。そして、患者が他者に伝染させたり、治療しなかったりするのを防ぐことにより、１９９２年から１９９４年の間に、少なくとも４０００人への感染を防いだとチームは試算した。しかしながら、この対策はその後、利益団体などによる抵抗にあった。多くの患者は生活のために働いているのに、毎日医療機関に通うのは患者の負担が重すぎる、と批判されたのである。それでも、ニューヨーク市での結核の報告数は急激に下がり、１９９４年には１０００人近く減少して、２９９５人になった。

第二の対策は、感染予防への取り組みだ。まずは、病院での院内感染予防や検査体制の改善に当たった。また、囚人の隔離とそのフォローアップ、そしてホームレスのためのシェルターの縮小にも取り組んだ。囚人とホームレス（より厳密には、貧困層）に結核感染者の割合が高かったからである。いずれの取り組みも、結核の感染減少につながった。そして、第三の対策は、4種類の抗菌薬を組み合わせた新しい薬物療法だ。これは、耐性菌への対策として、また、患者が結核に感染している期間を短くするために実施された。1994年の感染者数は3000人近くと報告されており、問題解決への道のりは長いと思われた。しかし、2018年には減少が見られ、ニューヨーク市の感染者は559人、人口10万人あたり6・8人となった。それでも、全米の数値が人口10万人あたり2・8人であるのと比べて2倍以上の高さだ。一方、2018年の世界の数値を見ると、世界全体では人口10万人あたり130人。ナミビア、南アフリカ共和国、フィリピン、北朝鮮、中央アフリカ共和国などの国では、10万人あたりの感染者は500人を超えている。世界では、結核という課題が今も重くのしかかっていることがわかる。

WHOが設定した意欲的な目標に近づくための戦略としては、犠牲になりやすい弱者たちの問題に対処することが必要だ。また、リスクの高い人たちに対して、すでに発症している結核だけでなく潜在的な結核についても、スクリーニング検査を実施するべきである。加えて、新しいツールや診断法を導入することも必要になる。診断法についてフジワラは、ポイント・オブ・ケア検査（簡易迅速検査、POCT）の必要性を重視している。すなわち、HIV検査のように、即時に感染がわかる検査法が、結核でも必要なのだ。現在の結核の診断は、被験者の唾液中の結核菌の有無を試験所で調べる方法が中心となっているが、結果が出るまでに何日もかかる。薬剤耐性菌を調べるには、何週間もかかることさえある。さらにフジワラは、服用期間の短い新しい治療薬の必要性を強調する。これは、潜在的な感染者（ＨＩＶ感染者の他、結核患者との濃厚接触者）にも使用されるべきだ。それにより、感染予防および感染拡大の防止をはかるのだ。「結核の感染治療を行っている地域で、予防対策を劇的に改善しない限り、この緊急事態を終わりに導くことはできないでしょう」とフジワラは言う。

その一方で、究極的な予防手段と言えるワクチンにも、フジワラは大きく期待している。すでに候補となる複数のワクチンが研究段階にあり、臨床試験が始まったものもある。しかしながら、ワクチンに１００パーセントの効力は期待できそうにない。むしろ50～60パーセントだろう。現在のＢＣＧワクチンは、主として肺外結核に罹るリスクの高い乳幼児の感染を予防するために接種されている。一般的な大人の肺結核に対する予防効果はないに等しい。とはいえ、新しいワクチンをすべての人に接種するのは現実的ではないため、やはり高リスクの人々に優先的に接種されるものとなるだろう、とフジワラは言う。

結果として、何世紀も前から私たちを悩ませてきた結核が近い将来、姿を消す見込みはあるのだろうか？　答えはおそらくノーだ。このしぶとい細菌を、私たちの住む環境から追放し、隠れ家となっている私たちの体からも追い出すには、やるべきことがまだたくさんある。それでも、目標は定まっている。これに向けた動きを止めず、関係者の関心を高める――そう「Think TB（結核を考えよう）」。問題は、それ以外の課題が山積するなか、どこまで結核に対する関心を持ち続けてもらえるかにかかっている。

なくならないポリオ

急性灰白髄炎（poliomyelitis）は一般的にはポリオと呼ばれ、かつては世界中で恐れられていた病気である。誰でも感染するが、特に子供が感染すると、多くの場合、麻痺が一生残り、感染者の10パーセントは死亡する。最初の症例が報告されたのは1789年だが、その後時代とともに感染は広がり、感染者の数も増えていった。この病気は、感染者の便に排泄されるウイルスに汚染された食べ物や水を介して広がり、治療法はない。現在は根絶に近い段階にあるが、しばらく前からその状態のままで、進展はない。完全な根絶までの道に、誤った情報や不信感、さまざまな陰謀説が立ちふさがるからだ。

ポリオ根絶にむけた世界的なプログラム（世界ポリオ根絶構想）は1988年に始まった。当時はまだ125カ国にわたり35万人あまりの感染者がいると予想されていた。根絶できるかどうかについての専門家の意見も分かれていた。なぜなら天然痘とは異なり、ポリオに感染しても、必ず麻痺が起こったり症状が出たりするわけではないからだ。従って、天然痘とは異なる戦略が必要と思われた。すべての人に予防接種を実施するのだ。この戦略が効果的であることが、すぐに実証された。2000年には、ポリオは南北アメリカ大陸、およびWHOが西太平洋地域と呼ぶ地域から排除され、2002年には、ヨーロッパ地域から排除された。2019年の終わりまでは、ポリオの常在国はわずか2カ国になり、それぞれの国で数十人の感染者が報告されている。成功の鍵は、ワクチンが世界中の大多数の人々に接種され、人々を感染から守ってくれたことにある。「ほとんどの国でポリオが非常に迅速に排除されたのは、ワクチンの定期接種率が高かったからです」と、ロンドン・スクール・オブ・ハイジーン・アンド・トロピカル・メディスンのデビッド・ヘイマン教授は言う。つまり、予防接種率を上げるためにより多くの一斉接種を実施したことが、ポリオの集団免疫獲得の達成に十分つながったと言える。なお、特定の国や地域からポリオが根絶されたと認定されるには、新しい感染者が1人もいない状態が3年間続く必要がある。

ところが、最後までポリオを抱えているパキスタンとアフガニスタンの2カ国では、予防接種の実施がさまざまな事情で妨げられてきた。ナイジェリアは3年以上感染の報告がなく、ポリオを排除したと認定される日も近いが、そこに至るには厳しい状況を乗り越えなければならなかった。２０１５年にナイジェリアはいったんポリオを排除したが、２０１６年に新たな感染者が2人報告されたのだ。これらの3カ国では、政治家や宗教の指導者を通じて、ポリオワクチンをめぐる陰謀説が広められた結果、親たちが子供を一斉接種に連れて行かない事態となった。西洋諸国や保健機関に対する根深い不信感も、そういった行動に拍車をかけていた。

ナイジェリアでこのような不信感が圧倒的に強いのは、イスラム教徒が暮らす北部地域であることが、報告や研究によってわかっている。２００3年に、北部のいくつかの州で住民のあいだに広がったある噂が原因で、事態がエスカレートした。州の指導者たちが、ポリオワクチンは

ＨＩＶで汚染されている、あるいは若い女性を不妊にする化学物質が含まれていると主張し、子供たちにワクチンを受けさせないよう親に呼びかけたのである。その結果、一斉接種は中止に追い込まれた。かつてＷＨＯのポリオ根絶プログラムにかかわっていたヘイマンは、「予防接種はナイジェリア北部全土で中止され、すでにポリオの排除に成功していた18カ国に感染が広がりました」と言う。ナイジェリアではポリオの症例が２００２年の２０２人から２００６年には１１００人を超えるまでに増加した。そのため、世界の医療保健の専門家チームは、政治や宗教の指導者たちに対し、ワクチンの科学的有効性について説明しなければならなかった。その際、ワクチンはイスラム教徒の子孫を残せなくするために作られたという陰謀説を打ち消すため、イスラム協力機構の助力を得た。「事態が収束するのに1年半かかりました」とヘイマンは言う。

パキスタンでは、スマートフォンの普及やソーシャルメディアの影響もあり、今でも陰謀説が出まわっている。ポリオの予防接種の最中にスタッフがしばしば攻撃され、ひどいときには殺されることもある。２０１９年に、ポリオの予防接種を受けた男児2人にめまいや嘔吐が見られたとのデマが広がった。それがモスクの拡声器で町中に流されると、怒った人々が抗議し、医療施設に火をつけた。大勢の子供までも、接種後にめまいや嘔吐があったと訴えるようになり、病院に運ばれた。

デマのきっかけは、ある映像だった。数人の男の子がめまいを起こすところを撮っていた者が、「ワクチンには毒が含まれている」と言って、その映像を拡散したことだった、とロンドン・スクール・オブ・ハイジーン・アンド・トロピカル・メディスンでワクチン・コンフィデンス・プロジェクトの代表を務めるハイディ・ラーソン博士は述べている。ワクチンはイスラム教徒に対する西洋の陰謀だと信じていた人々にとって、この映像はその疑いを裏づけるものになった。「人々はポリオの予防接種を避けるようになり、病院から子供を連れ帰るようになった」と、ラーソンは言う。その結果、国内の新たなポリオの感染者数は急激に増え、２０１８年には12人に過ぎなかったのが、２０１９年には76人以上となった。一方、アフガニスタンでもポリオ感染は続いている。特に、赤十字やＷＨＯの活動が禁じられているタリバンの統制下にある地域で、感染が広がっている。さらに、パキスタンとアフガニスタンとの国境での人の出入りが管理されていないため、感染者も風説も隣国から流れこむ。

このような難題をかかえながらも、ポリオ根絶に携わる人々はあきらめることなく努力を続けた。その甲斐あって、取り組みが始まった１９８８年に比べ、感染者数は99パーセント減少した。２０１９年には、世界には2種類のポリオウイルスからの感染がないことが宣言され、画期的な成果として歓迎された。自然界に存在する野生型ポリオウイルスには、免疫学的に異なる３つの種類があり、１型（ＷＰＶ１）、２型（ＷＰＶ２）、３型（ＷＰＶ３）と呼ぶ。３種類とも症状に違いはなく、感染により不可逆的な麻痺が生じることがあり、ときには死に至る。しかし、ウイルスの構造が違うため、すべての人が免疫をつけ、ポリオのない世界を実現するには、３つの型をそれぞれ別々に根絶する必要がある。そのうち、２型は２０１５年に、３型は２０１９年に根絶したと認められた。最後のハードルは、パキスタンとアフガニスタンに今なお常在する1型である（アフリカ大陸では２０１６年以来、新しい感染は報告されていない）。

WHOがポリオ根絶を認定する場合、対象としているのは野生型のみである。しかし、ポリオを世界から本当の意味で根絶したと言うには、乗り越えなければならないやっかいな問題がもうひとつある。それは、まれにポリオワクチンそのものからポリオの感染が起きる、つまり、ワクチン接種を受けた人が、摂取していない人たちに感染を広げる可能性だ。このウイルスをワクチン由来ポリオウイルス（VDPV）という。このようなことが起きるのは非常に限られた場合で、集団免疫が十分に成立していない地域でしか感染は広がらない。それゆえ、公衆衛生の専門家は地域の全住民が予防接種を受けることの重要性を強調する。ワクチンを通じて感染が起きるのは、経口ポリオワクチンが弱毒化されたとはいえ、生きたポリオウイルスから作られているからだ。ウイルスは腸内で増殖し、血液中に入り、免疫反応を誘発する。すると、腸内と血液中に抗体ができる。これにより、ワクチン接種を受けた者（通常は乳幼児）が病気から守られると同時に、周囲の者も守られる。なぜなら、腸管免疫ができると、ウイルスが腸内で増殖できる時間が限られるため、便とともに排泄されるウイルス量が少なくなり、それを介した感染の可能性も減るからだ。

それでも、ポリオの生ワクチンを飲んだ子供は、6~8週間はウイルスを排泄し続ける。弱毒化されているとはいえ、実際にポリオウイルスに感染した場合と同じだ。このようなワクチン由来のウイルスに周囲の人が感染すれば、その人は受動免疫を獲得する可能性はあるが、ワクチンを直接接種することによって得られる免疫のほうがずっと強い。とはいえ、ワクチン由来のウイルスがこのような形で伝播し、ある程度長い期間（通常は1年以上）が経過すると、ウイルスが変異して毒性を持ち、症状を引き起こせるようになることがある。これを伝播型ワクチン由来ポリオウイルス（cVDPV）という。このようなことが起きるのはまれで、やはりポリオに対する免疫率が低い（つまり、予防接種率が低い）地域集団でしか起きない。また、衛生状態が悪く人口が密集している地域は、ワクチン由来のウイルスが継続的に広がりやすい環境と言える。WHOによると、全員が予防接種を受けている地域集団は、ワクチン由来のウイルスに対しても野生ウイルスに対しても、免疫ができる。

２０１６年からは、ポリオ根絶プログラムのワクチンに含めるウイルスは、野生型の１型と３型のみになった。２型はすでに完全に根絶されたからだ。これにより、ワクチン由来ポリオウイルスへの感染は大幅に減った。ワクチン由来ウイルスの感染の90パーセントを引き起こしていたのは、２型であるとされている。しかし、ワクチン由来ウイルスの感染は、今でも起きている。そして、２型のワクチンが廃止されたため、２型への免疫を持たない子供が増え、ワクチン由来の２型ウイルスの感染がより早く広がるという現象が起きている。コンゴ民主共和国では、２０１９年に比較的大規模なアウトブレイクが起き、35人の感染が報告された。ナイジェリアでは16人以上が報告され、アフリカの多くの国でも同年に感染が報告された。いずれにせよ、どの型についても、伝播型ワクチン由来ポリオウイルスは懸念すべき課題であり、通常のアウトブレイクと同様、一斉接種で対応しなければならない。２型が伝播している地域では、あらためて２型だけの予防接種を実施するなど、追加措置が求められる。

ワクチンに由来するアウトブレイクが起きるリスクを考えると、野生ポリオウイルスのすべての型が根絶された時点で、経口ワクチンの廃止を目指すべきだ。その代わりに、死滅させたポリオウイルスで作る不活化ワクチン（ＩＰＶ）に切り替えれば、排出されたウイルスが変異したり、毒性を持ったりする問題は起きない。それならば、なぜ今すぐ切り替えないのか。それは、不活化ワクチンは、注射によって接種されるため、その技術のあるスタッフと資金が必要になる。それだけではなく、より重要な理由がある。不活化ワクチンの場合、接種された人は病気にならないが、地域全体への感染を予防することができない。どういうことかというと、ウイルスの増殖は血液中で抑えられるにすぎず、腸内では抑えられないのだ。ＩＰＶの接種を受けた人が野生ポリオウイルスに感染した場合、発症はしないが、ウイルスは便とともに排出される。そのウイルスが、ほかの人に感染する可能性があるのだ。多くの先進国では、すでにＩＰＶを使用している。というのも、経口ワクチン由来のポリオへの感染が起きる可能性はわずかだが、そのリスクのほうが、野生ウイルスが海外から持ち込まれるリスクよりも大きいとの判断である。野生ウイルスへの感染率は、今や世界のほとんどの地域できわめて低くなっていることが、その背景にあると言える。

有効なワクチンがあるにもかかわらず、複雑な生物学的問題や社会問題が、ポリオ撲滅に向けた取り組みを妨げてきた。ほとんどの場合、ワクチン接種率が低いことが原因となる。それが理由で、最後の努力にようやく進展が見えてきた今になって、またアウトブレイクが起きているのだ。ポリオ根絶への最終段階を支援するため、ＷＨＯは２０１４年５月に「ポリオは『国際的に懸念される公衆衛生上の緊急事態』である」と宣言した。ポリオの国際的な感染拡大のリスクを懸念したからである。その後も、WHOに助言や提言をするために招集される緊急委員会は、ポリオについて同様の認識を維持している。中には、このような判断には議論の余地があると考える専門家もいる、とヘイマンは指摘する。本来、緊急事態宣言は長期持続的な提言を行う目的で出されるものではないからだ。

2019年にWHOは、その年の世界的なポリオの感染報告数の大幅な増加に、緊急委員会は重大な懸念を抱いていると発表した。また、「アジアの野生ポリオウイルスの状況に劣らず、アフリカ大陸の各地で報告されている伝播型ワクチン由来ポリオウイルスのアウトブレイクについても憂慮している」とした。ポリオの国際的な脅威は去っておらず、緊急事態宣言は解除されていない。なぜなら、世界からポリオを完全に消し去るため、今日も闘っている対策チームは、あらゆる支援を必要としているからだ。

最後の1匹がいなくなる日まで

メジナ虫症（ギニア虫症）は痛みや障害をもたらす不気味な寄生虫感染症で、世界から根絶される日は近いと思われていた。しかし、最後の一歩のところでさまざまな困難が浮上し、目標とされていた2020年までに根絶を達成できない見通しとなった。

メジナ虫症（dracunculiasis）とは、寄生虫であるメジナ虫の幼虫の感染によって起こる。幼虫はヒトの体内で成虫になる。感染から約1年後、体長1メートルにもなる線虫（メジナ虫の成虫）が、産卵のために皮膚を破って外に出てくる。その過程がじつに痛々しい。「この病気に感染した人々が、正気を保つことができるのは驚異だ」と語るのは、カーター・センターでメジナ虫症根絶のためのスペシャル・アドバイザーを務めるドナルド・ホプキンス博士だ（元アメリカ大統領ジミー・カーターによって設立されたカーター・センターは、世界平和や疫病撲滅にむけた多くのプログラムを実施している）。「私だったら精神的に参ってしまうとつくづく思う。体から線虫が1匹出ているだけでも気味が悪いのに、さらにもう1匹、あるいは何匹も出てくるとわかっているわけだから」。あるナイジェリアの男性の体内から、メジナ虫が1年間で84匹出現したのが、現時点での最高記録だ、とホプキンスは言う。また、ナイジェリア南東部の集落では、この病気のことをかつて「沈黙の判事」と呼んでいたそうだ。この病気になった人々は、1年後にどのような判決が言い渡されるのか、恐怖のうちに待つしかないからだ。さらに、「*dracunculiasis*」という病名は、ラテン語で「小さいドラゴンによる病苦」を意味し、この病の恐ろしさを物語っている。

メジナ虫症の起源をたどると、その歴史は古く、旧約聖書や古代エジプトの時代までさかのぼる。エジプトの医学に関する古文書にはメジナ虫の存在をうかがわせる記録がある。また、旧約聖書には神が古代イスラエル人を「炎の蛇」に攻撃させたという記述があるが、この蛇はメジナ虫のことだと解釈されている。紀元前1000年頃のミイラからも、メジナ虫が見つかっている。それから3000年たった今、メジナ虫は絶滅の一歩手前のところにいる。メジナ虫症撲滅にむけた取り組みが、非常にうまくいっているからだ。

２０１８年に感染が報告されたのは、チャド、アンゴラ、南スーダンの3カ国のみで、合わせて28件だけだった。特にアンゴラでは、初めてのメジナ虫症の報告だったが、ほかの常在国からは遠く離れているので、専門家を困惑させた。しかし、２０１９年になると報告数が増加した。同じ3カ国に加え、カメルーンでも感染が見られ、ヒトへの感染が合わせて53件報告された。そのうち、圧倒的に感染者が多かったのはチャドで、47件だった。

そうはいっても、これらの数値は以前に比べると、驚くほど少ない。１９８６年には、アジア20カ国以上のほか、おもにアフリカで合わせて３５０万人が感染していたからだ。もし根絶に成功すれば、寄生虫感染症としては初めてになる。しかも、薬やワクチンがないのに根絶できた初めての疾患になり、注目に値する。

メジナ虫症は汚染された水を飲むことによって感染する。池や川辺の水たまりなど、よどんだ水を飲んで感染する場合が多いが、ほかの水源を持たない人々はたまり水を利用せざるを得ない。ヒトの体内で育った線虫は、通常は脚の下の方の皮膚を食い破って出てくるが、その部分には痛みをともなう水疱ができる。多くの感染者は、痛みをやわらげるために傷口を水に浸す。すると、メジナ虫は水中に何千もの幼虫を放出し、幼虫は水中に住むミジンコに食べられる。幼虫はミジンコの体内で成長し、ヒトに感染できる状態になる。その段階でヒトが水を飲むと、ミジンコはヒトの胃の中で死に、メジナ虫の幼虫が出てきて、ヒトの体内で成虫になるのだ。このうちメスの成虫だけがヒトの脚へと移動し、体外に出てきて産卵する。このようにして、伝染のサイクルが続いていくのだ。メジナ虫症は、一度感染しても免疫ができるわけではなく、多くの人は何度も感染する。また、体内の幼虫や線虫を殺す薬は存在しない。従って、感染対策は予防につきる。傷口を治療したり、線虫をとり除いて包帯を巻いたり、汚染された水を飲まないよう人々を教育したりすることが大事である。同時に、水を清潔に保つ指導も必要だ。傷口を浸して水を再び汚染しないこと、水をろ過してミジンコをとり除く指導をすること、薬品を使って水を消毒し、水中の幼虫を殺すこと、そして理想的には、飲料水全般の水質改善が求められる。

よどんだ水から感染するという事実からも、現在どのようなコミュニティでメジナ虫症の感染が起きているかが見えてくる。アフリカ農村部の最もへんぴな地で暮らす、最も貧しい人々のコミュニティだ。このことが、メジナ虫症根絶への最後の関門となっている、とホプキンスは指摘する。天然痘撲滅プログラムにもかかわった彼が言うには、このような地域が最後に残ってしまうのは、「最も難しい場所だから」だそうだ。なぜなら、地域の情勢が不安定で、対策チームがそういったコミュニティに近づきにくいからだ。紛争のあおりを受けて人々が移動すると、感染がさらに広がる。「私たちは、戦略を改良し、地域に適合させ、修正や刷新を行っていくことを余儀なくされています」とホプキンスは言う。ことをさらに難しくするのは、1年という潜伏期間だ。感染報告を1件でも見逃すと、感染がどこまで広がっているかがわかるまで、1年待たなければならない。広範囲に広がっているとすると、それぞれの感染の場を特定するのに、さらに1年か2年かかる。「メジナ虫症の根絶が、天然痘のときよりも難しい挑戦となっているのはそのためです」と、ホプキンスは言う。

それゆえ、根絶達成の目標となる年が、何度も見直されている。当初は1991年が目標だったが、それが２００９年に遅れ、その後も２０１５年、２０２０年と後ろ倒しになり、現在は２０３０年を目指している。近年遅れを生じさせている原因の１つは、アンゴラのように今まで一度も報告がなかった国で、突然感染者が現れたために生じた混乱だ。また、チャドのように、感染者が出ないまま何年かが過ぎて、再び感染が報告されるケースもある。マリでもここ何年か感染者は出ていないが、情勢が不安定なので、国の全土まで調査が及ばず、確かなことはわからない。マリ、チャド、およびエチオピアでは、以前ヒトへの感染が複数報告されていたが、最近になってイヌやネコ（おもにイヌ）に感染が広がっているとの報告があり、公衆衛生の専門家たちを驚かせている。このことは、メジナ虫症とその伝播経路に関して、まったく新しい局面が浮上したことを意味する。「２０２０年までに全世界での伝播を断ち切ることが不可能になったのは明らかだ」と、ＷＨＯの世界メジナ虫症根絶プログラムのチームリーダー、デュードネ・サンカラ博士は言う。現在の状況からは、目標を達成できるのは２０３０年、あるいはもう少し早くに、とサンカラは見ている。

　感染が見られた動物の個体数には、非常に大きなばらつきがある。宿主となる動物の種類も新たに追加され、混乱はさらに深まっている。カーター・センターによると、２０１８年にはエチオピアで、イヌ・ネコの感染が16件のほか、ヒヒへの感染が１件報告された。マリではイヌ・ネコの感染が合わせて20件、チャドではイヌ１０４０件とネコ25件という信じられない数が報告された。チャドでは２０１９年にも１９７０件を超えるイヌの感染が報告されている。今やイヌは、とりわけチャドでは、メジナ虫症の病原巣と考えられており、イヌ同士の感染やイヌからヒトへの感染を止める必要がある。

前述したとおり、2019年にメジナ虫症の報告数が最も多かったのはチャドの47件（チャド、アンゴラ、南スーダン、カメルーンの合計が53件）で、イヌへの感染例も著しく多い。また、対策チームが着目しているのは、チャド特有の伝播経路である。すなわち、汚染された水の飲料だけでなく、メジナ虫の幼虫が寄生した魚の内臓や水生動物を、生のまま、あるいは十分加熱せずに食べることで、感染が起きているのだ。対策としては、化学薬品で水中の幼虫を殺すと同時に、魚をさばくとき、残った内臓をイヌが食べないように土に埋めることを指導している。また、イヌの体内から線虫が出てきたら、イヌをつないで線虫をとり除く指導もしている。

イヌやネコへの感染報告は、2020年にメジナ虫症の根絶というゴールまであと一歩と思われた矢先に飛んできた変化球のようなものだ。そもそもこの感染症が根絶対象に選ばれた理由のひとつは、動物が病原巣ではないと認識されていたからだった。この発見により「根絶プログラムは、大幅に遅れをとりました」と、デビッド・ヘイマンは言う。こうなると、今後の展開ははっきりしない。なぜなら、動物も人間と同じように、たまり水に入って、その水を飲んだり、水浴びしたりする習慣があるからだ。メジナ虫の動物間の伝播は、根絶の妨げになるかもしれない、とヘイマンは語る。これに対し、サンカラは、人間と動物にとっての共通の敵である水を対策の標的にすれば、感染は止められると考えている。つまり、よどんだ水をなくす、もしくは殺菌処理や水質改善することで勝てるのだ。「メジナ虫症に関して言えるのは、わずか数カ国の中の特定の地域に限って、感染が起きているということです」とサンカラは言う。従って、それらの地域での感染を封じれば、イヌによる伝播も阻止することになり、メジナ虫症そのものを根絶できるはずである。

第4章　新しい感染症

ヒトを攻撃しようとしている細菌やウイルスなどの病原体にしてみれば、何よりも有利なのは奇襲攻撃である。何の警戒もしていない人々に襲いかかれば、どんな病気だって繁栄するだろう。なぜなら、人々はまず病気の原因を突きとめるのに時間を費やし、次に感染を止める方法を探し求め、それからようやく、必要な対策に着手するからである。それが空気感染する病気であれば、大惨事となる公算が大きい。世界中の保健機関や医療施設は大慌てで治療や予防の手段を開発し、予測できない将来に向けて戦略を立てるだろう。これが新しく現れる未知の感染症の持つ威力だ。

新たな病原体が世界的パンデミックを引き起こすリスクは主に、現代社会が抱える3つの要素に起因して増大する。それは、グローバル化、人口増加、そして気候変動である。世界の国々は、貿易、旅行、商業などにおいて、かつてないほど結びつきを強め、人々の国際的な移動は増える一方だ。「新興といっても、病気自体はそれほど変化したわけではありません。ヒトの行動、そしてヒトの移動性が変わったのです」と、WHO健康危機管理プログラム（Health Emergencies Programme）のエグゼクティブディレクター、マイク・ライアン博士は述べている。世界の人口が増加するにつれ、人々は密集して住むようになった。そのような住環境では、野生動物との距離がかつてより近くなっていたり、医療や公衆衛生の施設が整っていなかったりする場合も多い。「管理が行き届いていない環境に何十億もの人々を詰め込んでいるようなものです」とライアンは言う。同時に、地球温暖化の影響で、カなどの病原媒介者が季節をまたいで生きのび、新たな生息地で繁殖しやすくなっている。つまり、大規模なアウトブレイク、場合によってはパンデミックが起きるための条件はそろっており、あとは病原体が現れるのを待つのみ、という状況なのだ。グローバルヘルスの専門家はみな、このことを認識している。たとえば、１９１８年のスペインかぜと似たような感染力の強い病原体がこんにち現れたら、わずか6カ月のあいだに、世界中でおよそ３３００万人が死亡するだろうと予想されている。

しかしながら、このような破滅が差し迫っているという認識で暮らすことは、「過剰反応のエピデミック」につながる恐れがある、とライアンは言う。新しいアウトブレイクへの恐怖と、それに対する社会の反応が、しばしばエピデミックそのものよりもかえって有害となるからだ。１９９７年には、鳥インフルエンザのヒトへの感染が初めて起きた。前年にガチョウやニワトリから検出されていたＨ５Ｎ１型鳥インフルエンザが、香港で3歳の男児に感染し、その子は死亡した。Ｈ５Ｎ１型インフルエンザウイルスの鳥類からヒトへの伝染が確認された最初の症例である。その後、ヒトへの感染例が世界中から報告された。香港をはじめ、少なくとも55カ国にわたり２５０件が報告され、１５０人が死亡したのだ。ウイルスが種を超えて感染し、世界中に広がっていることは、懸念すべき事態だった。ただし、感染が起きるにはトリとヒトとの長時間にわたる接触が必要だ。ヒトからヒトへの感染は容易には起きていなかったので、急激な感染拡大は見込まれなかった。結局、H5N1型鳥インフルエンザは、世界的なパンデミックには至らなかったが、世界中がそれを警戒してピリピリしていた。2003年にH5N1が再報告され、2004年から2006年にかけてアフリカやヨーロッパで野鳥への感染が広がり、トリの感染の報告数が上昇した。加えて、ヒトへの感染も起こり、同じ期間内に250件近くが報告された。人々はパニックに陥り、予防的に抗ウイルス薬タミフルを購入し、中には不正なルートで入手しようとする人もいた。そこで、各国の政府や国際機関が介入を迫られ、落ち着いて行動するよう人々に呼びかけたのだ。

公衆衛生の観点から、1997年のアウトブレイクはいくつかの成果をもたらした。H5N1は種を超えて感染するという衝撃的な事実は、インフルエンザの動向の把握・サーベイランス・準備にむけたプログラムの改善や医療物資の整備につながった。サーベイランスの結果、2004~06年にヒトへの感染の報告数が上昇したが、その後は長いあいだ報告数は2桁にとどまった。2015年にいったん145件に増えたが、2016年は10件に減少、2018年は0件、2019年は1件にとどまっている。鳥インフルエンザに関しては、H5N1だけではなく、他にも多くの株がサーベイランスされており、他の動物に感染するインフルエンザ株も含めると、かなりの数が対象になっている。いずれも、ヒトの健康に影響を与えるリスクを秘めている。

「おもに動物界で病気が出現し、それがヒトの集団の中に広がる事態になるのは間違いありません。そういうことは過去に何度も起きていますˮとライアンは言う。インフルエンザ以外では、エボラウイルス病が空気感染するようになった場合、あるいは、ＳＡＲＳが現在よりわずかでも感染力が強まった場合が恐ろしい。そうなれば、「私たちの社会は機能停止に陥るでしょう」と、ライアンは言う。新型コロナウイルスＣＯＶＩＤ-19の出現による、世界各地でのロックダウン、国境の封鎖、学校閉鎖、イベントの中止などが実施され、商業と世界経済が大きな打撃を受けている状況を見れば、ライアンの予想が実証されているのがわかる。

そうはいっても、そのような事態はさほど頻繁に起きるものではない、とライアンは指摘する。実際、彼の研究チームが日々対応に追われているのは、進行中のコレラやマラリアの流行である。それに、未知の感染症のほとんどは、普通は大きな問題にならない。通常、農村部におけるヒトと動物の接触が発端となるが、広い範囲で感染することはなく、簡単に事後報告されるに過ぎないのだ。「それが通常のシナリオです」とライアンは言う。

しかし、一見無害に見えるこれらの感染症のひとつひとつは、ロシアン・ルーレットのようなものだ、とライアンは警告し、「何回引き金を引いたら、大当たりを引くことになるだろう？」と問いかける。実際に「大当たり」した場合、どれほど速くその難局を打破する準備ができるかが問題だ。人々は未だかつてないほど活発に地球上を動きまわっているというのに、ワクチンの開発には何年もかかる。「苦しい戦いになるのは目に見えています」とライアンは言う。

その苦しさを軽減するため、２０１７年に感染症流行対策イノベーション連合（ＣＥＰＩ）が創設された。これは、新しく発生した感染症のワクチンの開発を迅速に進めるための、官民連携のパートナーシップである。感染症流行対策イノベーション連合は、「感染症の流行に対抗するための最も強力な手段の1つはワクチンである」とする。また、2014年から2015年にかけての西アフリカにおけるエボラウイルス病の流行を例にとり、もしワクチンが開発済みであれば何千もの命を救うことができたはずだ、と述べる。長年開発が続けられていたrVSV-ZEBOVというワクチンは、当時まだ十分な臨床試験が行われていなかった。そのワクチンの需要は小さいと思われていたし、現場でいきなり試すのも難しかったからだ。臨床試験はエボラウイルス病の流行が進んでからようやく始まり、やがて100パーセント有効であるということが実証された。ワクチンの使用は流行勃発の1年後に開始され、何千もの命を救ったが、すでに何千人もが亡くなっていた。

この経験をふまえ、感染症流行対策イノベーション連合は6つの感染症について優先的にワクチンの開発を支援することにした。いずれも深刻なエピデミックを引き起こす恐れがあるにもかかわらず、他に効果的な対抗手段がない病気――MERS、ニパウイルス感染症、ラッサ熱、リフトバレー熱、およびチクングニア熱――が対象だ。病原体はいずれも、通常は発展途上国で報告されるウイルスである。また、最後の1つは、「X病」とされ、未知の病原体、新しい病原体による病気を意味する。これらは、WHOの2018年のR&Dブループリント（戦略対策計画）のリストに挙げられた11の感染症から選ばれた。WHOのリストもやはり、エピデミックに発展する可能性と、対策の緊急性を基準に選ばれている（ジカウイルスも含まれていた）。このリストにある感染症は国際社会全体に関係しており、とくにアジアやアフリカの人々が最も大きなリスクにさらされていると思われる。しかし、アメリカやヨーロッパにその危険がおよぶ可能性も常にあり、とりわけカが媒介する病気についてはその危険が大きい、と話すのは、欧州疾病予防管理センター（ＥＣＤＣ）科学アセスメント部門代表のヤン・セメンザ博士である。セメンザの研究チームは、ヨーロッパ大陸における感染症の動向を注意深くサーベイランスしている。

セメンザによると、ヨーロッパに生息するカも、リストに含まれるジカ熱のような感染症を媒介する能力が高まっているそうだ。「ヨーロッパでも熱帯病がより多く見られるようになってきました。その一因は、気候変動と航空機で移動する人の増加です」。２０１９年末、フランスで初めてジカ熱の国内感染者が複数報告された。感染者はジカ熱の流行地を訪問していないので、フランス国内のカに刺されて感染したことになる。ヨーロッパでそのような事態が生じたのは初めてだった。しかし、ヨーロッパは冬を迎える時期だったため、感染が続くリスクは低いと判断された。冬になってカが死ねば、その年のウイルスも必然的に死滅するからだ。しかし、ウイルスが再び現れる可能性はなくならない。「いま私たちが住む世界が複雑かつ多元的であることが、このようなリスクを招いています」とセメンザは言う。

新しいワクチンや、治療や診断方法の開発に当たっては、ＷＨＯのリスト、あるいは感染症流行対策イノベーション連合のリストの中で、さらなる優先順位をつける必要がある。感染症流行対策イノベーション連合では、最も注目すべき感染症を次の３つとした。１つ目はＭＥＲＳで、通常は動物（多くの場合はラクダ）からヒトにウイルスが感染するが、ヒトからヒトへの感染もありうる。このウイルスへの感染は呼吸器症候群を引き起こし、２０１２年に初めて報告されて以来、世界中で２４００人以上の感染が報告され、そのうち８４０人以上が死亡している。報告の大半はサウジアラビアだったが、他の国でも感染は報告されている。２０１５年に韓国で大規模なアウトブレイクが起き、世界的な感染に拡大する可能性が示唆された。

　最優先される感染症のうち、残りの2つは、ニパウイルス感染症とラッサ熱である。どちらも動物――ニパウイルス感染症はコウモリ、ラッサ熱はネズミ――から感染し、ヒトからヒトへも感染する。ニパウイルス感染症はアジアで、ラッサ熱は西アフリカで流行し、それぞれの地域にとって相当やっかいな問題となっている。これらの3つの感染症は、どれも治療法がなく、予防対策によって制御するしかない。現在ワクチンの開発が急がれており、研究段階では、候補となる数種のワクチンが出てきている。一方で、「これらがターゲットとしてふさわしいかどうかは、疑問の余地があります」とデビッド・ヘイマン教授は言う。どれもヒトからヒトへの感染はそう簡単に起きないので、「この先も、大きなアウトブレイクを引き起こすことは、おそらくない」からだ。ウイルスは宿主である動物間で感染しやすいので、それらの動物（たとえば、ラッサ熱の場合はネズミ）と接触する機会が多い地域にしぼって、ワクチン対策を実施すべきなのかもしれない。もしくは、動物（ＭＥＲＳの場合はラクダ）のほうにワクチンを接種すべきなのかもしれない。

　ＷＨＯにとっても感染症流行対策イノベーション連合にとっても、おそらく最も難しい課題は、未知の「X病」にむけた予防戦略を立てることだろう。未知の病気にどうやって備えるのか？どんな相手が現れても、微調整だけで対処できるような、包括的な武器となるものが必要だ。つまり、制御したいウイルスのタンパク質を利用して、効果的なワクチンの基を作るための技術基盤である。それがあれば、新しいワクチンを数カ月で開発することが可能となり、何年もかかることはなくなるはずだ。新型コロナウイルス（COVID-19）のワクチンも、２０２０年初頭に急速に感染が拡大し始めてから、すぐに開発が進められた。しかし、ヘイマンはこう指摘する。たとえば、デング熱のワクチンの「バックボーン」として、デング熱に類似した、たとえばジカウイルスのバックボーンを利用して新しいワクチンを作れるとしても、現実には開発に何カ月もかかって、完成するころには流行が広がっているのだ。従って、アウトブレイクの制御も優先課題であることに変わりはない。

各国の国家機関も、X病に備える取り組みを始めている。イングランド公衆衛生局も２０１９年には、公衆衛生に対する現在および将来の脅威に、新しい病原体や新興感染症を含めた。同局によると、過去10年間にイングランドで初めて報告された病気は、豚インフルエンザやMERSをはじめ、12種類あった。その中のクリミア・コンゴ出血熱は、ウイルスに感染したダニや、感染した動物の組織との接触を介して広がる感染症で、通常はアジア、中東、アフリカおよびバルカン地域で流行が見られる。この出血熱が引き起こす症状は幅広く、嘔吐、下痢、皮下出血の他、肝臓肥大なども見られる。この病気もやはりWHOの優先リストに入っている。またイギリスでは、新型コロナウイルスの報告も非常に多く、２０２０年3月にはアウトブレイクを抑えるための指針として、包括的な行動計画が発表された。

セメンザは、クリミア・コンゴ出血熱のような既知の感染症が輸入される可能性も、新型コロナウイルスのような、全く新しい病原体が地球上のどこかで種を超えてヒトに感染する可能性も、同様に懸念している。セメンザらの調査によれば、ヨーロッパでは、熱帯病の輸入例が広範囲で見られるが、その大半の61パーセントは、観光などの旅行による。つまり、ヨーロッパに観光客が来たり、ヨーロッパの人が感染症の流行地を訪れたりする際に、病気も移動しているのだ。また、気候の変化によって発生している病気も見られる。

しかしながら、新興感染症というものの性質上、対策はおのずと難しくなる。専門家はどうすれば、見えもしない病気をくい止めることができるというのだろう。複雑ですぐには理解できない病気なら、なおさら難しい。それゆえ現在、ワクチンだけでなくこのような感染症自体に関心が集まっているということには大きな意味がある。それにより、新興感染症について、ウイルスそのものや感染の広がり方などの研究が促進されるし、早期発見のための診断法の開発や、アウトブレイクを早く見つけるためのサーベイランス体制の整備も進むからだ。

セメンザは、まずは現実を直視することが解決につながる、と考えている。そこから問題の原因をたどり、アウトブレイクの発生自体を防ぐのだ。「いまやグローバリゼーションの流れを止めることはできません。人々が飛行機で移動するのを制限しても意味がありません。それがリスク要因になるのを止めればよいのです」とセメンザは指摘する。たとえば、カが媒介する病気の場合は、感染症の流入が起きやすい「高リスク月」の特定が予防につながる。ヨーロッパの場合、カの個体数が多い8月から9月が該当する。同時に、飛行機の乗客の出入りが最も多い地域を特定することも必要だ。そのうえで、各国は高リスク期間中にそのような地域にある空港での積極的なサーベイランスシステムを増強する必要がある。また、たとえばデング熱のような病気に感染したら、すぐにわかるように、人々に症状を周知しておく必要がある。「症状のある人が現れたら検査し、もし陽性なら、その人が力に刺されることがないように注意して、必要な治療を施します。そうすれば、エピデミックを起こさないように先回りすることが可能です」とセメンザは言う。さらに、このようなプロセスを動物が媒介するすべての感染症にも広げていけば、人々をエピデミックから遠ざけ、アウトブレイクを防止できるのだ。

しかし結局のところ、エピデミックを起こす危険度の高さに基づいてＷＨＯが作成したＲ＆Ｄブループリントのリストに挙げられている11の感染症の病原体の他にも、何千という病原体が存在する。しかも最後の１つはＸ病だから、何だってありうるのだ。セメンザはこれを「ブラック・スワン」と呼ぶ。滅多に起こらないし、ありえないようなことだが、起きたときの衝撃が非常に大きい、という意味だ。しかも「それを予測し、備えるのは非常に困難」なのだ。

そのような病気は、ある日襲ってくるだろうし、その後定期的に襲ってくる可能性もある。それゆえ、公衆衛生の責任者は過去から学び、すべてに備えなければならない。しかし、朗報もある。セメンザによれば、公衆衛生の準備活動を改善し、サーベイランスと対応のために最低限備えておくべき能力――コア・キャパシティ――を高めれば、エピデミックのリスクを下げることは可能なのだ。セメンザらの研究結果によると、ヨーロッパでコア・キャパシティを10パーセント上げれば、感染症による危機の発生は19パーセント抑えられるという。そう、いま必要なのは、そのキャパシティの増大なのだ。

未知の病気と向き合う

すでにおわかりだろうが、病気のアウトブレイクは決して珍しいものではない。ＷＨＯは毎月のように、少なくとも2件、多いときでは20件以上のアウトブレイクを報告しているし、発生場所も世界のさまざまな地域に及ぶ。例えば２０１９年5月を見ると、世界で15のアウトブレイクが起きている。イランではポリオ、フランスではリフトバレー熱、複数の場所ではしかが報告され、シンガポールではサル痘の報告があった。5月9日には、1日のうちに3カ所で異なるアウトブレイクが起きている。コンゴ民主共和国では、エボラウイルス病（国際的に懸念されている継続的な流行）、チュニジアではしか、サウジアラビアではＭＥＲＳだ。状況によっては、アウトブレイクを容易に発見できる。たとえば、エボラウイルス病などの流行が起きている最中に別のアウトブレイクが起きた場合、または、その地域ですでに馴染みのある感染症（たとえばＭＥＲＳ）が再来した場合だ。また、世界中で感染者の増加に歯止めがかからないはしかには、多くの臨床医が常に強い警戒感を持ち、目を光らせている。しかし、サル痘のように、感染した動物との接触で伝染するアフリカ特有の病気が、いきなりシンガポールで報告されることがある。また、関節に障害を起こすチクングニア熱のように、通常はアジアや南北アメリカ大陸で見られる病気が、イタリアで診断されることもある。そのようなことが起きた場合は、保健当局は迅速に行動する必要がある。また、その国にとって新しい病気ではない場合も、たとえば首都で発生するなど、今まで起きていなかった場所に広がることで、混乱が生じる可能性がある。

ある地域では長年報告されていながら、別の地域で発生し、医療関係者を驚かせたケースをいくつか紹介しよう。

２０１９年５月：シンガポールにおける初のサル痘の輸入例

４月の終わりに、38歳のナイジェリア人の男性がシンガポールを訪れた。月末の２日間に開催されるワークショップに参加するためだ。２日目にあたる４月30日、男性は発熱、悪寒、発疹を発症し、そのまま1週間ホテルの部屋から一歩も出なかった。しかし、症状が悪化し、５月７日に救急車で病院に運ばれ、国立感染症センターで隔離された。治療に当たった医療関係者は、防護服を着なければならなかった。

男性の病気の原因を突きとめるため、皮膚の病変からサンプルを採取し、検査が行われた。その結果、男性はサル痘に感染していることが判明した。天然痘を軽くしたような、ウイルス性のまれな感染症だ。中央アフリカと西アフリカ地域に特有の病気で、通常は、感染した動物の血液や体液との接触によって伝染する。この男性は、シンガポールに渡航する前に、ナイジェリア南部で結婚式に出席しており、そこでウイルスに汚染された野生動物の肉を食べたのではないか、というのがシンガポール保健省の当時の見解だった。幸い、サル痘のヒトからヒトへの感染は限定的で、アウトブレイクを起こすほど感染が広がるとは考えにくかった。とはいえ、リスクが皆無ではない以上、男性の接触者をたどる必要はあり、濃厚接触があったと判断された場合は、ワクチンが提供され21日間の隔離が実施されなければならない。なお、サル痘のワクチンは存在しないが、天然痘のワクチンがサル痘の予防や症状の軽減に役立つと考えられている。

保健省の調査により、濃厚接触者は23人とされた。そのうちの18人はワークショップの出席者や参加者、1人は主催者側の職員、そして4人はホテルのスタッフだった。ワークショップの参加者の1人は、調査が始まる前にナイジェリアに帰国していたため、自国でのフォローアップとなった。アウトブレイクの際の基本的な対応手段としては、継続的なサーベイランスの他、一般市民への情報共有がある。シンガポールではすべてが迅速に行われ、感染者と濃厚接触者の隔離も実施できたため、保健省もＷＨＯも、サル痘のアウトブレイクが起きる確率は低いと判断した。ウイルスは阻止されたのだ。

２０１７年５月：原因不明の病気で多数死亡、エボラウイルス病の恐怖がよみがえる

２０１７年４月25日、ＷＨＯは、リベリアのシノエ郡で多数の死者が出たという報告を受けた。死因は謎だった。４月23日には、前日に葬儀に出席していた11歳の子供が、嘔吐、下痢、意識障害などを訴えて病院に運ばれ、１時間後に死亡した。５月７日までには、同じような症状を訴えた人が31人報告され、そのうち13人が死亡した。どういうわけか、全員が知人関係（友人や親戚など）にあり、２人を除く全員が亡くなった子供と同じ葬儀に出席していた。

地域の住民に恐怖が走ったのも無理はない。リベリアは２０１４年に西アフリカを襲った大規模なエボラウイルス病の流行からまだ立ち直っていなかったからだ。西アフリカの中でもリベリアは最も大きな打撃を受け、死者は４０００人を超え、感染者数は１万人を下らなかった。エボ

ラウイルス病の流行中は、葬儀で感染が起きることも多かった。なぜなら、感染者が亡くなっても、遺体には感染力が残っているからだ。そして、本件でも葬儀に出席した人々の集団感染が起き、みなエボラウイルス病と似た症状を訴えていたのだ。

リベリアはエボラウイルス病のエピデミックを経験して以来、アウトブレイクへの対応や、緊急事態の管理にも慣れ、検査施設も設置されていた。その結果、保健当局は最初の警告を受けてから24時間以内に、本件の原因はエボラウイルス病ではないことをつきとめ、血液と尿と血漿の検体をアメリカ疾病予防管理センターに送ることができたのだ。検査により、病原体は髄膜炎菌（*Neisseria meningitidis*）C型であることが判明した。この細菌は髄膜炎をはじめ、一般的な症状として首の硬直、発熱、光過敏症、意識障害、頭痛、嘔吐などを引き起こす。感染は、咳やくしゃみによって吐き出された飛沫が空気中を漂い、それを吸いこむことによって起きる。それゆえ、集団感染が起こりやすい。しかし、髄膜炎という診断に驚いた専門家もいた。２０１０年以来、リベリアを含むアフリカの「髄膜炎ベルト」と呼ばれる地域では、MenAfriVac ワクチンが集中的に接種されており、感染者の報告は著しく減少していたからだ。ところがこのワクチンは、２０１０年以前に最も多く見られた髄膜炎菌Ａ型に対してのみ有効だった。シノエ郡などの地域でＣ型が現れ、不意を突かれることになったのだ。

２００７年夏：チクングニア熱のヨーロッパ上陸

チクングニア熱は比較的知名度が低い病気である。少なくとも、２００７年にヨーロッパに進出するまではほとんど知られていなかった。「チクングニア」とは、タンザニア南東部やモザンビーク北部に住む部族が使うキマコンデ語で「ねじ曲がる」という意味がある。感染で生じる関節の痛みのために体を曲げて歩く様子が、病名の由来なのだ。他にも、吐き気、倦怠感、筋肉痛、発疹などの症状が見られる。チクングニアウイルスを持ったヒトスジシマカ（*Aedes albopictus*）やネッタイシマカ（*Aedes aegypti*）に刺されることで感染し、大多数はアフリカ、南北アメリカ、アジアで報告されていた。しかし、今世紀初頭以来、ヨーロッパ南部にもヒトスジシマカが生息している。ワクチンも効果的な治療法もないため、おもな感染対策は、今のところ予防しかない。

チクングニア熱のヨーロッパへの流入は、しばらく前から起きていた。常在国との間での人の往来が原因とされる。あとは、ヨーロッパのカが増え、感染者のウイルスを吸ってその土地での伝播を担うようになれば、流行は起きる。２００７年夏、イタリアのエミリア・ロマーニャ地方で、実際にそれが起きたのだ。「インドからの帰国者がイタリアのカに刺され、そのカがまた別の人を刺したことをきっかけに、大規模なアウトブレイクが起きたのです」と、ヤン・セメンザ博士は言う。その年の7月から9月にかけて、２００人を超えるチクングニア熱への感染者が報告された。チクングニア熱は風土病の１つだが、その後も２０１０年と２０１４年にはフランスで、２０１７年にはフランスとイタリアで発生している。イタリアにとっては2度目の大規模なアウトブレイクとなり、３つの地域――中部のローマとアンツィオ、および南部のグアルダヴァッレ――におよび、３００人以上が感染した。「飛行機による移動者の増加が流行地からヨーロッパへのウイルス流入のリスクを大きくしています」とセメンザは語る。「そのうえ、人々はヨーロッパ内でも活発に移動するので、ヨーロッパ各地で国内感染が起きています」。

　２００７年のアウトブレイクはイタリアにとってもヨーロッパにとっても初めて経験するものだった。公衆衛生の専門家たちは、それ以前からカが媒介する感染症が招かれざる客として入国して国内に居座ることを警戒していたのだが、実際に起きてからは、とにかく素早い対応を迫られた。対応の遅れがもたらす損害は、はかりしれないからだ。地域の住民の血液中にウイルスが伝染すると、「輸血用血液の供給が危うくなります」とセメンザは言う。なぜなら、血液銀行に貯蔵されている血液にウイルスが混入する可能性があるからだ。当局はカの繁殖地をなくし、殺虫剤をまいて駆除し、すみやかにカの個体数を制御した。さらに、カに刺されるのを防ぐよう住民に注意喚起した。また、一時的に献血を中止した――中止措置自体が、命を脅かす結果を招く可能性はあったがやむを得なかった。継続的なサーベイランスが常に行われていることも必要で、特に、実際にアウトブレイクが起きたコミュニティのレベルでのサーベイランスが重要とされた。「このようなアウトブレイクを敏感に察知するのはコミュニティです」とセメンザは言う。２０１７年のチクングニア熱のアウトブレイクの際も、地域のある住民がアジアでこの病気を見たことがあったため、すぐに症状に気づき保健当局に報告した、とセメンザは述べている。

　現在のところ、ヨーロッパは温帯気候であるおかげで、カが媒介するチクングニア熱のような病気が、エンデミックになることは抑えられている。なぜなら、冬が来るとカは死に絶えるので、ヒトからヒトへの伝染ルートも断たれるからである。しかし、気候の温暖化により夏の期間が長くなり、チクングニア熱が世界中に広がると、観光客とともにウイルスが輸入される確率がいっそう高まる。カが羽を広げてヨーロッパを飛びまわっている以上、誰もがそれを見逃さず、ただちに阻止できるように、準備を整えておく必要がある。

第5章　カによる支配

感染症の分野に限って連想ゲームをしてみよう。「感染」といえば「かぜ」や「インフルエンザ」のような伝染する病気が連想され、「カ」といえば「マラリア」を思い浮かべる人が多いだろう。これはあくまで予想だが、感染症に関して頭に浮かびやすい病名はいくつかあるもので、それはおそらく人々が最もよく感染する病気、もしくは最も馴染みのある病気なのだろう。しかし、そのような目につきやすい病気に人々が注目しているあいだに、目立たないが常に存在していた感染症が、だれにも気づかれないうちに広がって、大きな被害をもたらし、世界を制する機会を得るかもしれない。実は、まさにそういうことが起きたのだ。

この30年のあいだに、デング熱（発熱や関節痛を引き起こすウイルス性疾患）の感染者数は30倍になり、毎年およそ3億９０００万人が感染している。また、自国で初めてのデング熱のアウトブレイクを報告する国も、年々増えている。現在、世界人口の半分がデング熱に感染するリスクがあると考えられているのだ。デング熱については、本章後半でより詳しく見ていこう。もう1つの例として、ウエストナイル熱が挙げられる。やはりウイルス性の疾患で、渡り鳥とカ（カ

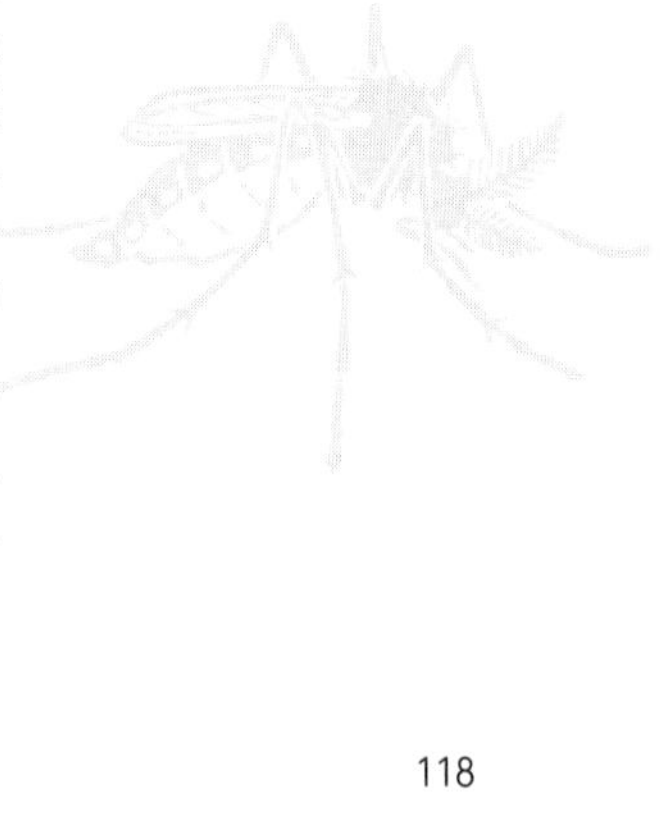

は鳥類とヒトの両方を刺す）がウイルスを媒介し、感染が広がる。以前からアフリカ、東アジア、中東など多くの地域で見られる感染症だが、１９９９年になるまで、西洋ではほとんど知られていなかった。ウエストナイル熱は１９９９年にニューヨークに輸入され、急激に広がり、翌年から翌々年にかけてアメリカ全土はもとより、北はカナダ、南はベネズエラにまで到達した。この病気は、感染すると発熱や体の痛みなどを引き起こすが、初めて持ち込まれて以来、アメリカでは５万人以上が感染している。多くの人は感染しても無症状なのだが、アメリカでは感染者の半数に強い症状が見られた。発熱、方向感覚の欠如、昏睡、けいれん、麻痺などが報告され、２３００人以上が亡くなっている。ヨーロッパでは、１９９６年に初めて報告され、１９９９年以降は毎年感染者が報告されている。２０１８年には大規模なアウトブレイクが起き、16カ国にわたって１６００件が報告された。前年の３カ国で３００件という報告と比較すると、感染爆発が起きたことがわかる。「思いもよらない事態が起きました。このような大規模なアウトブレイクは初めてでした」と、欧州疾病予防管理センターのヤン・セメンザ博士は言う。

急なアウトブレイクだけではなく、これらの感染症は何年もの時間をかけて、ゆっくりじわじわと世界にまん延していった。そして、行く先々で容易に定着することができた。これには鍵となる要因がからんでいる。カだ。より正確には、ヤブカ属（*Aedes*属）に分類されるカで、体に白いシマがあるため、英語では「タイガー・モスキート」と呼ばれる。ヤブカ属のカは今や多様な病原体の媒介者となって、南極を除くすべての大陸で飛んでいる。その背景にはやはり、貿易のグローバル化、旅行や移住、都市の過密状態、そして気候の温暖化がある。メスのカは、卵を作るのに必要な血液（訳注1）を得るためにヒトを刺す（これは、カが媒介するすべての病気に当てはまる）。この吸血という行為がデング熱やウエストナイル熱を広げることにつながるのだ。ジカ熱、リフトバレー熱、黄熱病、リンパ系フィラリア症（象皮病ともいう）についても同じである。ジカ熱の感染は世界の85カ国以上で報告されている。アメリカや、最近ではフランスでも感染者が出ている。このような、ヤブカ属のカが媒介する一連の感染症について、セメンザは「懸念しています」と言う。なぜなら、「エピデミックに発展する可能性を秘めており、そうなったときには人々に多大な影響が及ぶ」からだ。

　カが媒介する感染症への対策としては、繁殖地をなくしたり、殺虫剤を散布したりして、カの個体数を抑えることが中心となる。それらの病気のほとんどは治療法もワクチンもないからだ（どの病気もワクチンの研究は進められている）。カの個体数を減らす試みとして、ＷＨＯは２０１９年に、不妊化したカを使った戦略を導入した。「不妊虫放飼法」と呼ばれるこの戦略では、まず研究室で大量のオスのカを放射線で不妊化し、そのオスのカを野外に放ってメスと交尾させる。不妊のオスと交尾したメスが産む卵からは子孫が誕生しないので、時間がたつうちに個体数は減少することになる。この方法は、農業の害虫駆除のためにすでに利用されており、良好な成果を収めている。また、アメリカや中国など、不妊化の手段として細菌や遺伝子操作を試している国もあるが、結果はまちまちだ。いずれにせよ、ヤブカ属のカはどんなカよりも生命力が強く、こんにち公衆衛生に対する最も危険な存在の1つとされている。以上のような戦略の組み合わせによって効果が得られるかどうかは、時間がたたないとわからないだろう。

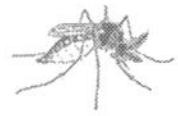

４つの顔を持つデング熱

前述のとおり、世界の人口の半分はデング熱に感染する可能性があるとされている。カに刺されることで感染し、ひどい頭痛、関節痛、リンパ節の腫れなどが起こり、重症の場合は大量出血したり、嘔吐が続いたりし、呼吸が早くなることもある。感染しても一切症状が出ないままで感染を広げる人がいる一方で、まれに命を落とす人もあり、同じウイルスに感染してもその先は運しだい。こんにちのグローバル化と人口爆発のせいで、およそ39億人がこのギャンブルをせざるを得ない状況にあるのだ。無症状の人がいるため実際の感染者数はわからないが、２０１９年にＷＨＯに報告された数は１７０万人。予測では、感染者数は毎年3億９０００万人にのぼる可能性があるとされる。カが媒介する感染症のうち、近年ここまで急激に感染者が増加したのは、デング熱だけである。

とはいえ、デング熱は徐々に広がった病気であり、ウサギとカメにたとえるなら、空気感染する病気のアウトブレイクがウサギで、デング熱はカメだ。１９７０年以前は、深刻なデング熱の流行を経験した国は9カ国だけだったのが、現在は１２０カ国以上がデング熱と闘っている。それを助長しているのが、温暖化している気候、急速かつ無計画な都市化、およびそういった都市環境における不十分な公衆衛生サービスである。セメンザによれば、大多数のエピデミックは、

訳注1　カは血液中のタンパク質を利用して卵を作る

人々の移動が原因で起きるが、それだけではなくカの存在が不可欠な条件である。なぜなら、カがいなければ、ウイルスがヒトからヒトに感染することはないからだ。ヤブカ属のカのうち、ネッタイシマカは、昔から熱帯地域の他、アメリカや中東などの亜熱帯地域の広い範囲で生息している。都市が過密になるにつれ、刺すことができるヒトが増える。加えて、水の管理が行き届かない浅い水たまりがあれば、卵を産んで繁殖できるので、カの個体数は増加する。一方、ヤブカ属のもう1つの種、ヒトスジシマカは、欧州疾病予防管理センターによれば「大規模な世界進出」を実現している。現在は、さまざまな新しい土地で定着しており、ヨーロッパのほぼ全土で見られる。原因の1つは、タイヤや観葉植物としての竹の輸入が広がっていることが原因と見られている。どちらも雨水がたまりやすく、カの繁殖に適しているからだ。現在ヒトスジシマカは世界の侵略的外来種のワースト100に入っている。デング熱を媒介する能力はネッタイシマカのほうが高いが、ヒトスジシマカも媒介者であることに変わりはない。

このような人々とカの移動は、必然的にデング熱の広がりに拍車をかけてきた。南北アメリカ大陸とアジアは、相変わらず感染者が突出して多く、症例数は毎年何百万件にのぼる。そのうちの70パーセントはアジアに集中している。しかし現在では、南極を除くすべての大陸で感染者が報告されており、外から感染が持ち込まれる場合もあれば、地域内感染も起きている。ヨーロッパでは、2012年にポルトガルのマデイラ島で大規模なアウトブレイクが起きた。ウイルスが島に持ち込まれて1000人以上が感染した他、海外から島を訪れた78人は、自国に帰ってから感染が明らかになった。ヨーロッパ全体では、2015年以降、毎年2000人以上の感染が報告されており、その大多数はヨーロッパ外からの輸入例だ。とはいえ、たとえば２０１８年には、フランスとスペインで合わせて14人の国内感染が報告されている。つまり、媒介生物であるカがヨーロッパでも生息しているのは明らかで、条件さえ整えばより大規模な感染を起こしうるのだ。北アメリカでも状況は似ている。アメリカでは２０１９年に８６０人の感染者が報告され、そのうち12人は国内で感染している。以上のように、まったく症状が出ないこともあれば重症ともなりうるデング熱は、方々に忍び込み、無視できない危険な存在として認識されるほどの被害をもたらしてきた。ところが、デングウイルスはもう１つ、生物学的な武器を持ち合わせており、油断しているとすきを突かれることになる。

デング熱を引き起こすデングウイルスには、４種類の血清型があり、１型、２型、３型、４型と呼ばれている。この４つの血清型の遺伝子は65パーセントが共通している。しかし、35パーセントの違いがあれば、１つの型に感染していても別の型に感染し、発症しうる。つまり、デングウイルス１型に感染した人は１型に対する免疫を獲得し、将来１型に感染することはないが、他の３種類の型には感染しうるのだ。かつてはそれぞれの型の地理的な分布が異なっていたが、現在は４つの型すべてが混在し、しかも熱帯・亜熱帯のより広い地域に分布している。従って、一度デング熱にかかって免疫ができたと思っている人も、４分の３の確率で、再度感染する恐れがある。

それどころか、専門家の仮説によれば、デングウイルスへの最初の感染によって抗体ができると、異なる血清型に感染した際に重症化しやすくなり、大量出血や臓器障害を引き起こす可能性が高くなるとされている。この現象を抗体依存性感染増強という。アメリカとニカラグアの研究者による2017年の研究でも、この仮説を裏づける証拠が得られている。その研究によると、最初の感染による抗体のレベルが中程度まで低下したとき（まだ低いレベルにはなっていないとき）、デング熱の重症化の可能性が高まるという。抗体の量が中程度だとウイルスを食い止めることができず、ウイルスと結合した抗体は免疫が確立していない細胞にウイルスが到達するのをむしろ助けているのではないかと研究者たちは考えている。いずれにしてもこの研究成果は、デング熱に感染したことがあると、2度目の感染では重症化するリスクが高いという考え方の裏付けとなる。幸いなことに、3度目の（3種類目の型への）感染は必ずしも重症化せず、大半は軽い症状ですむとWHOで病原媒介生物生態環境管理（Vector and Ecology Management）を行っているラマン・ヴェラユダン博士は言う。

ＷＨＯは2020年までにデング熱の感染者を25パーセント削減し、死亡率を50パーセント減らす目標を掲げた。おもな戦略は、カの個体数を制御するとともに、カを増やさない方法、刺されないための予防法などについて、人々を教育することである。また、不妊化したオスのカを放ってメスと交尾させ、卵をふ化させないという戦略（前述の不妊虫放飼）も試されている。しかし、ワクチンがあれば理想的だ。

現在のところ、デング熱には治療法がなく、効果的なワクチンの開発が期待される。そのためには、この病気の根底にある複雑な免疫学的要素について、より深い理解が必要だ。「デングウイルスの場合、4つの血清型が存在するので、完璧なワクチンの開発は非常に難しくなっています」と、ヴェラユダンは言う。現在は、製薬会社大手のサノフィパスツールが開発した「デングワクシア（Dengvaxia）」というワクチンが、少なくとも19カ国で承認されている。このワクチンは９歳から45歳までのヒトに使用が許可されているが、接種により４つの血清型に対して得られた予防効果は、さまざまだった。しかし、臨床試験の最終段階では、すべての血清型に対し５９・２パーセントの発症予防効果と、79パーセントの重症化予防効果が見られ、全体としては、許容できるレベルの効果とされた。デング熱の感染者が多い国はこのワクチンの登場を歓迎し、直ちに認可した。ところが国によっては、その判断を急ぎすぎたのかもしれない。というのも、フィリピンでのワクチン導入は悲惨な結果を招き、デングワクシアが物議を醸す事態になったからである。

フィリピンの保健当局は２０１７年に、国の定期予防接種にデングワクシアを加えた。罹患すると重い障害を引き起こす可能性があるデング熱から、学齢期の子供を守るためだ。フィリピンでは前年に17万５０００人の感染者が報告されていた。ワクチンの一斉接種が行われ、80万人以上の子供たちが接種を受けた段階で、サノフィパスツールはワクチンに関する新しい研究結果を公表した。それによると、デング熱の感染歴がない人がワクチンを接種すると、感染した際に重症化するリスクが高くなるというのだ。ここでもやはり、デング熱に特有の免疫学的要因が関係していた。要するに、ワクチンがデング熱への最初の感染のような役割を果たしてしまうため、すでに感染歴がある人に対してのみ、予防効果が生じることになる。それゆえ、デング熱の流行地でワクチンを導入し、正しい効果を得るためには、接種のタイミングが肝心だ。そのためには迅速診断法の開発が必要であるが、まだ存在しない。このことが、デング熱のワクチン普及にとって深刻な妨げとなっている、と考える専門家もいる。とはいえ、国民全体のレベルでとらえれば、一定のベネフィットがあるともいえる。なぜなら、デング熱の罹患率が非常に高い国では、おそらく国民の大多数が、すでに一度は感染していると思われるからだ。

そうはいっても、この研究結果にフィリピンの人々は不安を抱き、ワクチンとの関連が疑われる子供の死が相次いで報告されたため、フィリピンはワクチンの接種を中止した。この疑惑をめぐり、刑事捜査や議会での審問が行われ、親が子供の予防接種全般を躊躇する傾向が国中で広がった。デングワクシアだけでなく、ワクチンで予防できるはしかのような病気についても接種をひかえる動きも見られ、その後ワクチンに関するさまざまな噂が出まわった。ワクチンの副作用で具合が悪くなったと訴える子供が何千人も現れ、フィリピン保健省は、その治療のために予算を組まざるを得なくなった。２０１９年には、例年よりも大規模なデング熱の流行が起き、感染者は32万人以上、死者は１２００人を超えた。国は全国的流行を宣言し、再度ワクチンを使用することも検討されたが、実現しなかった。

デングワクシアを承認したその他の国では、今でもライセンスが維持されている。アメリカでは２０１９年に承認されたが、デングウイルスへの感染歴がある人に限って接種が認められるという条件を明記した。欧州医薬品庁およびアメリカ食品医薬品局（ＦＤＡ）も、デングワクシアの使用ガイドラインの中で、この点を強調している。ＦＤＡはさらに、ワクチンの使用対象者を、デング熱流行地に住み、試験所の検査によって感染歴が確認された9歳から16歳の子供に限るとした。デングワクシアの大規模な臨床試験の結果、この年齢グループでは76パーセントの有効性が確認できたことを受けての判断だった。全般的には、このワクチンに関する警告には透明性が認められ、ＷＨＯを含む専門家たちは、デング熱の流行拡大を抑えるため、ワクチンの使用を支持している。ただ、２０１９年には、南アジアにおけるデング熱感染者が極端に増えた。バングラデシュでは、９万２０００人の感染が報告され、集計が始まって以来最悪のアウトブレイクを記録した。現在も制御には程遠い状況にある。

２０１９年、ＷＨＯの主任科学者ソウミャ・スワミナサン博士は、デング熱をコントロールするために最大限の努力をしているが、それでも現在の取り組みでは十分ではないと述べた。同年にＷＨＯに報告された感染者数は３７０万人であり、前年の報告よりも２００万人増加している。媒介する力の発生を抑える手段に持続性がなかったり、現場での実施が不適切だったりで、効果が十分に上がっていない。「新しいアプローチの模索が急務だ」とスワミナサンは言い、不妊虫放飼を推奨する他、新たなワクチンの開発、診断法、カのコントロール、治療法などのすべてをグレードアップし、持続的に取り組む必要があるとする。しかも、デングウイルスとその媒介者よりも一歩ではなく、何歩も先を行くつもりで戦略を練らなければならない。世界中に広がったこの感染症を止めるための唯一の方法は、あらゆる角度から攻撃をしかけることなのだ。

いたるところに広がるジカ熱

デングウイルスは監視の目をかいくぐって忍び込み、長い時間をかけてじわじわと勢力を広げたが、同じアルボウイルス（訳注2）の仲間には、同じことを短時間で一気にやってのけたものがある。何十年ものあいだ大きな問題ではなかったジカウイルスは、数年のうちにアメリカ大陸にまん延し、２０１５年に入ってからは数カ月のうちに世界中に広がった。

ジカウイルスは、今から70年以上も前の１９４７年に、ウガンダで初めてサルから分離された。続いて１９５４年のナイジェリアにて10歳の少女から分離されたのがヒトからの最初の分離例とみなされている。それから数十年間は、アフリカやアジアで散発的な症例が報告されていたが、ジカウイルスへの感染は深刻なものとはとらえられていなかった。少なくともその時点では。最初の本格的なアウトブレイクが報告されたのは、２００７年のことだった。太平洋の島、ヤップ島で、推計５０００人の感染者が報告された。その次は２０１３年に、やはり太平洋のフランス領ポリネシアの4島で、推計3万人が感染したとされた。しかし、ジカ熱が初めて世界的に注目されるようになったのは、２０１５年にブラジルでアウトブレイクが起きてからである。ウイルスが旅行者を介してフランス領ポリネシアからブラジルに持ち込まれたことはほぼ間違いなく、それがきっかけとなり、ブラジルでは緊急事態が宣言されるまでに発展した。その後はあっという間に世界中に広がった。

ジカ熱の感染拡大を容易にしたのは、やはりあの強力な媒介者、ネッタイシマカである。デング熱、チクングニア熱、黄熱病の媒介者でもあるこのカは、人口密集地や浅い水たまりの多い環境、衛生状態の悪い環境でよく繁殖する。そういった場所はやはり人口も多い。ウイルスを伝播する能力を持つメスのカは、そのような環境のあちこちにいて、すでに待ちかまえていた。そして、ジカウイルスがすぐそこまで来ているのに、もしやとも思わない多くのヒトを刺したのである。ジカウイルスに感染しても、大半の人――約80パーセント――は症状が出ないので、危機感を持たなかったのだろう。

ジカウイルスはまたたく間に、媒介するカの通常の生息地とされる領域を超えて、広がっていった。免疫がなく無防備で、激しく移動する人々の存在は、ウイルスにとって好都合だった。さらに、ジカウイルスにはもう1つ武器があった。カがいなくても、性交渉での感染が可能なのだ。ただし、カが媒介する感染に比べるとまれである。２０１６年2月までにジカウイルスは南北アメリカ大陸の広範囲に広がり、20カ国以上が国内感染を報告した。また、２０１５年10月以来、西アフリカ沖の群島国カーボベルデでもアウトブレイクが起きていた。国際的な移動を通じてさらなる感染の拡大が見込まれたため、状況を懸念したＷＨＯは、ジカ熱について国際的に懸念される公衆衛生上の緊急事態を宣言した。それにより、ジカ熱の根絶に向けた世界の闘いが始まった。

当初ジカ熱は謎に包まれており、ＷＨＯが公衆衛生上の緊急事態を宣言したのも、ジカウイル

訳注2　節足動物内で増殖し、それらの吸血活動によって脊椎動物に伝播されるウイルスの総称

スについてわかっていないことがあまりにも多いことが理由だった。その特徴も、感染の地理的範囲が広がるうちに変化していった。「ジカウイルスはもともとパンデミックを起こすような病原体だと考えられていませんでした。しかし、２０１６年から２０１７年の間に、パンデミックを起こす確率が高いことが実証されました」と、ＷＨＯの感染リスク管理部責任者のシルビー・ブリアンは言う。小さなことが、大ごとに発展する危険を秘めていた。そして、ジカ熱の問題は実際にそうなった、とブリアンは説明している。

ジカ熱の症状は出たとしても軽く、発熱や倦怠感、ときに発疹が出る場合があるが、ほとんどの人は無症状のため、ジカ熱で亡くなる人はまれだった。ところが、ジカ熱の流行地では、同時に新生児の小頭症――通常よりも頭が小さい状態で生まれてくる病気――が増えていたのだ。その他にも、ギラン・バレー症候群（神経障害を起こす自己免疫疾患で、麻痺を生じさせ、死に至ることもある）などの神経障害を起こす人も増加していた。２０１５年10月におけるブラジルからＷＨＯへの報告を例にとると、同年8月以来、わずか3カ月間で小頭症の患者が54人も確認されたという。専門家にも一般市民にも、衝撃が走った。この報告をきっかけに、２０１３年のフランス領ポリネシアでのアウトブレイクまでさかのぼって、調査が行われた。その結果、当時も脳に何らかの奇形がある状態で生まれた新生児が17人いたことがわかった。従って、公衆衛生上の緊急事態は、ジカ熱ではなく小頭症を懸念して宣言されたのだとヘイマンは言う。彼は、ジカ熱の状況についてＷＨＯに助言する緊急委員会を率いていた。「小頭症とジカ熱流行地には地理的関連性は見られましたが、ジカウイルスそのものが関連しているかどうかは、わかっていませんでした」。

ジカ熱は、たまに軽い症状を引き起こす病気でしかなかったが、大規模なアウトブレイクを起こし、神経障害とも関連する深刻な病気へと変わっていった。その広がりを阻止するには、ジカウイルスについての理解をさらに深めなければならなかった。カの発生を抑え、診断方法を整備するなどの予防策の重要性も強調された。特に妊娠中の女性や、妊娠の可能性がある年齢の女性への教育は急務だった。

疑われていた関連性は、やがて裏づけられた。症例報告や科学論文の文献レビューは、妊娠中のジカウイルスへの感染は、胎児の脳に先天的な異常を来たし、小頭症などの原因になると、明確に結論づけた。また、ジカウイルスが未熟児や流産の原因にもなる他、一般的にギラン・バレー症候群などの神経障害を誘発する性質があることもわかった。「わずか数週間のうちに、私たちは小頭症がジカウイルスへの感染と関連していると証明することができました。そして、すでに感染拡大を抑える対策が打ち出されていました」とブリアンは言う。ＷＨＯは国際的に懸念される公衆衛生上の緊急事態の宣言により、この事案の着眼点を、小頭症からジカウイルスそのものへと正式に移行させた。その後、ジカ熱が長期にわたる戦略を必要とするような世界的なエピデミックであることは、すぐに明らかになった。「ＷＨＯは独自のジカ熱対策プログラムを設定しました」とヘイマンは言う。なぜならジカ熱は「もはや緊急事態ではなく、長期にわたって対応していかなければならない病気であることが判明したからです」。そして、実に長期にわたる闘いとなった。

世界で最も深刻なエピデミックに見舞われたのは、ブラジルである。全世界で報告された症例のおよそ95パーセントがブラジルに集中していた。ブラジル国内では、感染の大多数は北東部の州で起きていた。２０１６年末までには、感染者数は１６０万人を超え、そのうち4万１０００人は妊婦だった。その時点で、小頭症の症例も２０００件近く確認されていた。その時期、南北アメリカ大陸でも全世界でも、感染者数はピークに達し、２０１６年のはじめには、南米で毎週3万人の感染者が報告されていた。その年の年末になると感染者数は大幅に下がり、毎週数千人程度になった。アメリカでは、２０１６年には５０００人以上の感染が報告されたが、２０１７年には数百人に下がった。ただしアメリカの場合、ほとんどが輸入例で、国内のカによるとみられる感染の割合は低かった。同じような傾向はヨーロッパでも見られ、２０１６年に輸入例が２０００件ほど見られたが、２０１７年には２００件、２０１８年には18件まで下がった。またヨーロッパではこの期間内に、性交渉での感染例も22件見られ、２０１９年10月にはフランスで初めて、国内のカを介した感染が報告された。

なお、アジアではジカウイルスへの感染はずいぶん前から起きているが、状況は異なる。ジカウイルスが１９６０年代以来広がっていることは、住民やアジアへの旅行者の血液や遺伝子の分析により証明されているが、流行の程度はほとんど知られていない。ＷＨＯは２０１９年の感染症に関する報告書で、アジアではジカウイルスの感染状況についても関連する他の病理現象についても、サーベイランスやモニタリングは限られた範囲でしか行われていないと指摘する。また「東南アジアにおけるジカウイルス感染およびその新生児への影響を確認するためには、サーベイランス体制を改善し、疫学的調査を行う必要がある」とも述べている。

現在も世界各地で新たなジカウイルスの感染が報告されている。また、これまで感染者が見られなかった新しい国へも、発生頻度は低いが、広がっている。２０１９年にジカ熱の国内感染を確認した国は87カ国にのぼり、２０１８年のリストにエチオピアが新たに加わることとなった。その他、ジカ熱の感染は報告されていなくても、ネッタイシマカの生息が確認された国は60カ国あった。ＷＨＯはそれらの国でもジカウイルスが広がる可能性はあるとした。つまり、すべての国は注意を怠ってはならないのだ。

しかしながら、ジカ熱のエピデミックの焦点は、もはや新たな感染ではない（これについてはサーベイランスが続けられている）。むしろ、胎内での感染のために神経障害を持って生まれた大勢の人々や子供たちのほうが、問題となっている。これを先天性ジカウイルス感染症という。アウトブレイクやエピデミックが起きても、ほとんどの場合、治療法やワクチンの開発、あるいは封じ込めの対策がとられることで、じきに病気は退散する。ところがジカ熱の場合は、感染者の数が減り、新たな感染拡大が抑えられたとしても、問題は解決しない。何万人もの人が、感染から数日のうちに神経障害や麻痺を患うのである。全身麻痺や死に至る場合もあれば、十分快復し、わずかな症状しか残らない場合もある。より長期の問題としては、先天性ジカウイルス感染症を患う子供の世代が憂慮される。そのほとんどは、頭が小さいだけでなく、関連するさまざまな障害を持っており、親や保護者は、生涯にわたり、その子たちの養護・介助などの負担を強いられることになる。小頭症の子供には、摂食困難、運動障害、視力・聴力の異常、発作など、さまざまな発達面の障害が起きる。小頭症ではない子供の多くにも、脳内石灰化（脳へのカルシウム沈着）や筋肉の硬直などの症状が見られる。それどころか、感染が他にどのような症状を引き起こすおそれがあるのかは、まだわかっていない。家族は先が見えない不安をかかえて、暮らさなければならないのだ。

どの国においても、ジカ熱や先天性ジカウイルス感染症の報告が多く見られるのは、おもに最も貧しく最も弱い立場にある人々のコミュニティである。とくにブラジルでは、農村部では医療サービスが乏しく、妊婦の超音波検査も十分に行われず、子供が生まれるまで小頭症に気づかない母親も多い。ブラジルの生命倫理・人権・ジェンダー研究所（Institute of Bioethics, Human Rights and Gender）による報告の中で、人類学者のデボラ・ディニスは、北東部アラゴアス州の女性たちの話を紹介している。アラゴアス州は小さい州であるにもかかわらず、驚くべき人数の子供たちが、先天性ジカウイルス感染症を患っている。ディニスは、現地で「小さいカの問題」と呼ばれるこの病気に翻弄されたさまざまな家族の運命を紹介している。地域で差別を受けたり、子供を置き去りにしたりするケースもある。子供たちがなぜそのような病気になっているか、よくわかっていない人が多いことが伝わってくる。また、そのような「特別な子供」を支えていく手立てがない十代の母親の困窮も紹介されている。政府からの経済的支援や子供へのセラピー（視覚や聴覚の発達を促すものや、動作・コミュニケーションの補助に関わるもの）などを受けられることに、書類上はなっている。しかし、政府の支援にはありがちなことだが、それが皆の手に届くわけではない。親たちも研究者たちも、子供たちが育っていく過程をそばで見ながら、状況を学んでいくしかない。

ジカ熱がもたらす負担はなくならないだろう。新たな感染は激減し、かつての勢いを滝にたとえるなら、今は水漏れ程度だ。それでも感染は完全になくなったわけではないし、流行地への妊婦の渡航制限は、まだ実施されている。ギラン・バレー症候群や先天性ジカウイルス感染症の新生児の報告は、今後も継続的に続くと思われる。このことに加え、相変わらず治療法やワクチンが存在しないため、ジカウイルス感染症は今でも、ＷＨＯの優先的に検討すべき感染症のリストに載っている。しかし、現在とりうる唯一の対策は、予防、つまりカの発生の制御である。それは結局、デング熱やチクングニア熱など、カが媒介する他の感染症の拡大を減らすことにもつながるのだ。実際、ジカ熱の感染が起こって以来、カを減らす取り組みが強化されると、デング熱の報告数もすぐに減少した。しかし、２０１９年にはまた急上昇している。何をすればカがもたらす災難を封じることができるのかは、今のところ明確な答えは出ていない。

第6章　病原体の逆襲

現代医学は大きく進化しながら発展をとげ、その過程で人類の健康増進に寄与してきた。初期段階の医療は、持てる資源や技術を用いて、単に病気を治療し、予防することを目的としていた。つまり、けがの治療を除けば、医療の目的は、人口過密や劣悪な衛生環境が原因でコミュニティにまん延する感染症に対処することだった。だが現代医学の発展により、人体そのものや、人体に影響を及ぼす多くの感染症や病気への理解が格段に深まり、こうした病気を治療する薬の開発も進んだ。中でも注目すべきは数々の抗菌薬だが、この抗菌薬は現在、重大な危機にさらされている。

古くから、抗菌作用を持つ薬用植物は様々な文化圏で病気を追い払うために使われてきた。だが、こうした病気に細菌などの微生物が関わっていることを科学者が理解するようになったのは、19世紀、あるいは20世紀に入ってからのことだ。やがて彼らは、つまるところ特定の化学薬品を使えば、そうした細菌を殺せるのだということにも気がついた。英国微生物学会によれば、この意味での最初の抗菌薬はアルスフェナミンで、これは１９０９年に梅毒の治療薬としてドイツ人

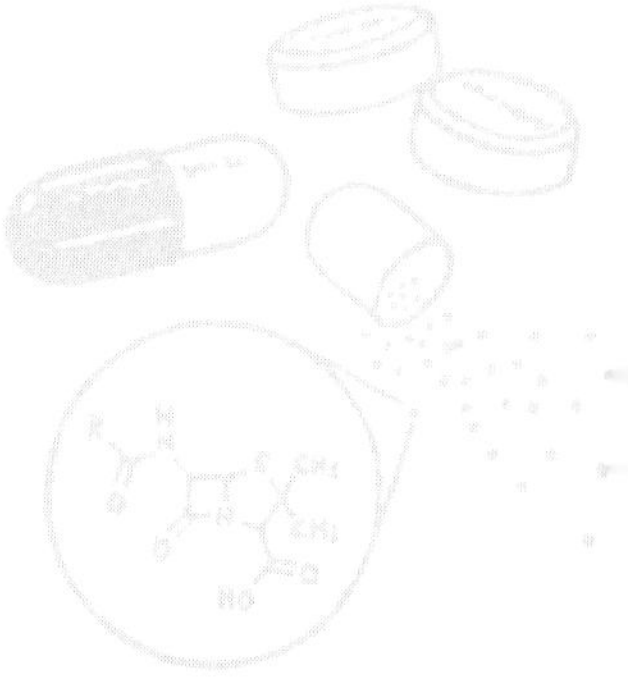

内科医のパウル・エールリヒが発見した化学物質だ。しかし、医療に真の変革をもたらしたのはアレクサンダー・フレミングによる１９２８年のペニシリンの発見だった。やがてペニシリンは、世界で初めて大量生産された抗菌薬となる。「奇跡の薬」の異名をとったペニシリンは、ほどなくして世界中で広く使われるようになり、フルオロキノロン系やテトラサイクリン系といった、他の多くの抗菌薬の発見につながった。重要なのは、いずれの抗菌薬も１つとか２つといった限定的な病気ではなく、幅広い感染症の治療に使われた点だ。こうした包括的な使用は、抗菌薬が現代医学のバックボーンとなっていることを意味している。結核のような呼吸器や肺の感染症から髄膜炎、敗血症、尿路感染症、にきびに至るまで、ありとあらゆる症状の治療に抗菌薬が使われた。

こんにちでは、何百種類もの抗菌薬が存在する。抗菌薬のおかげで、いくつもの病気が過去のものとなった――少なくとも、顕在化することはなくなった。だがこの薬にかつてのような効力はもはやない。今や多くの抗菌薬が無用の長物になりかかっており、１世紀にわたる進歩が水泡に帰そうとしている。細菌が抗菌薬への抵抗力をつけて「スーパー耐性菌」へと進化しているからだ。人類が克服した、あるいは抑制できていると考えるようになった病原菌が、より力をつけて復活しようとしている。一方で、人間の行動が細菌の活動を助長してしまっている。微生物が薬剤耐性を持ったことは「広く認識されている公衆衛生問題のひとつです」。ロンドン・スクール・オブ・ハイジーン・アンド・トロピカル・メディスンのデビッド・ヘイマン教授はこう語る。「認識だけではなく、もっと注目されるべき問題なのです」。

結核を例に挙げてみよう。結核菌の薬剤耐性は、公衆衛生における重大問題だ。第3章では、結核の概要と、結核を抑制するに当たって現在かかえている難題について検証した。難題の中心的な要素のひとつが薬剤耐性の問題で、薬剤耐性の問題はますます増加しているのだ。最初に、第一選択薬であるリファンピシンが効かない患者が現れた。その後、リファンピシンだけでなく、もうひとつの第一選択薬であるイソニアジドも効かない多剤耐性結核の患者が現れるようになった。毎年、およそ50万人の多剤耐性結核患者が発生していると推定されている。やがて、超多剤耐性結核菌が出現した。これは、前述に加えて少なくともさらに2つの抗結核薬に耐性を持つ結核菌で、そう遠くないうちにどの薬剤も効かない結核菌が出現するのではという懸念が広まった。実際に、完全抵抗性の結核患者が報告されるようになった。例えば、２０１２年にはインドで4件の症例が報告された。インドは通常の結核、薬剤耐性結核ともに、症例数が世界一多い。完全抵抗性の結核はそれ以前にもイタリアとイランで報告されていたが、幸いにも現在に至るまでこうした症例はごくまれだ。

薬剤耐性を持つ細菌が自然発生することもあるが、細菌の進化は人的な要因によって早まってきた側面もある。結核を例に取ると、前述したようにこの病気にかかった患者は少なくとも6カ月間は治療に専念しなければならない。近年、より短期の治療法が導入されたことで、治療期間が4カ月にまで縮められている。しかし元来、結核を完全に治すには、患者は6カ月間毎日薬を飲み続けなければならない。当然のことながら、最初は誰しも完治を目指して熱心に治療に取り組むが、やがて熱意は薄れていく。体調が回復して、もう薬は必要ないと決め込んでしまうせいかもしれない。理由はともあれ、多くの患者が当初定められた治療期間よりも早く、つまり病気の原因である細菌が完全に消えないうちに、薬をやめてしまう。これにより、体内に残った細菌が増殖して症状がぶり返すだけでなく、細菌が変異を起こして過去に出会った抗菌薬に耐性を持つという事態に至った。

細菌の増殖速度が速ければ、新しい個体が早く生じる。ひいては、直面する問題――例えば彼らを殺そうとする薬剤など――を回避してすばやく進化できることにつながる。すると、突然変異を起こして薬剤に耐性を持った個体が生き残り、増殖するようになる。実は、細菌は個体間で遺伝子をやり取りでき、これには突然変異によって獲得された薬剤耐性の遺伝子も含まれる。ひとたび細菌が抵抗性を持つと、それまで服用していた薬が効かなくなり、患者は回復が見込めなくなる。治療が長引き、新たな薬が投与されるか、他の病気に用いられる薬が転用される場合もある。入院期間も延びるだろう。いずれにしろ、治療にかかる費用は増大する。

薬剤耐性について結核菌を代表例として取り上げたが、患者が抗菌薬による治療を全うしなかったために、抗菌薬の効き目が徐々に失われるという事例は他のほとんどの細菌感染症にも当てはまる。だが、こんにち直面している世界的な課題には、もっと大きな要因がある。抗菌薬の誤った使用や、過剰な使用だ。医療や農業の現場では、実際には抗菌薬を必要としない感染症に抗菌薬が使われたり、そもそも健康な家畜に成長促進や病気の予防の目的で抗菌薬が使われたりしている。抗菌薬がこのように広範囲で使用されるようになったため、細菌はさまざまな抗菌薬を高濃度で浴びるようになった。結果として、抵抗性を獲得して子孫を残す機会も増えた。これはまさしく世界的に懸念される事態で、ＷＨＯも、抗菌薬耐性は世界中のあらゆる国で見られると述べている。ヘイマンは、世界的な課題である以上、世界的な解決策が必要だと考えている。「大切なのは、世界が共にこの問題に取り組み、誰もが実行できる解決策を考えることです」。薬剤の過剰な使用の削減も解決策に含まれる。店頭やブラックマーケットで抗菌薬が容易に手に入る国も多い。農業の現場で抗菌薬が間違った使い方をされないよう、企業や動物学者の間で戦略を共有することも忘れてはならない。ＷＨＯによれば、一部の国では抗菌薬の総消費量のおよそ80パーセントが畜産分野で使われている。それも、健康な家畜の発育を促進するために合法で行われているのだ。『Lancet Planetary Health（ランセット・プラネタリー・ヘルス）』誌による２０１７年の研究によれば、食料生産動物への抗菌薬の使用を制限したところ、これらの動物における薬剤耐性菌を39パーセント減らすことができた。だが人間に対する処方にも問題がある。イングランド公衆衛生局による２０１８年の調査によれば、イングランドだけの調査でも、少なくとも5件に1件で不適切な処方が行われていた。アメリカ疾病予防管理センターは、米国内では不適切な処方の数はさらに多く、外来患者と入院患者に処方される抗菌薬のうち、ほぼ3件に1件は不要なものだと言う。

残念ながら、実際のところ薬剤耐性の問題は細菌、寄生虫、ウイルス、菌類など、あらゆる病原体について発生する。こんにち、抗菌薬耐性という用語よりも抗微生物薬耐性という用語が頻繁に用いられつつあるのもこのためだ。それでも、細菌が獲得する薬剤耐性は規模が大きく、主要な課題であり続けていることに異論はないだろう。もっとも、マラリアを含む寄生虫症、さらにはＨＩＶやインフルエンザのようなウイルスについても、一般的な治療薬に対する薬剤耐性の件数は増加している。マラリアの治療においては、１９４０年代にクロロキンによる治療が最初に開発されて以来、薬剤耐性の問題を抱えている。

薬剤耐性の問題は深刻で、すでに身近なものとなっている。２０１９年の報告によれば、毎年70万人以上が薬剤耐性菌で死亡しており、そのうち3分の1以上が薬剤耐性結核菌だ。２０５０年までに年間死者数は１０００万人にも上昇する見込みだ。死者数もさることながら、金融危機を誘発し、何千万という人々が極度の貧困に陥る恐れがある。病気に関連するすべての事象に当てはまることだが、危険にさらされるのは単に個々人の健康だけではない。世界的な公衆衛生や安全保障までもが脅かされるのだ。とはいえ、暗い見通しばかりに気を取られてもいられない。専門家はすでに個人や社会に求められる行動指針を示している。個人レベルでは――日常的な手洗いなどにより――衛生状態を改善して感染症を広めない努力をする、抗菌薬を処方されたときは飲み切る、あるいは本当に必要なときしか抗菌薬の処方を受けない、といった指針だ。家畜に抗菌薬を使用していない畜産農家から肉を買うように努めることも可能だ。もっと大規模な解決には、各国首脳や政治的手腕のある指導者、医療団体や製薬団体のトップの協力が欠かせない。２０１６年に完了した抗微生物薬耐性の調査は、10の指針を示した。これは、不要な使用を減らして世界的規模で薬剤耐性に挑むための指針で、特に以下の4つに的を絞っている。世界規模の啓発キャンペーンを発動すること、高度な研究開発により新たな抗菌薬を供給すること、診断検査を向上させて必要な場合にのみ抗菌薬を処方すること、そして農業における抗菌薬の不必要な使用を削減することだ。

薬剤耐性：いま何が起きているのか

この問題が自身に降りかかったことのない人にとって、薬剤耐性の問題を理解するのは難しいかもしれない。あるいは、あまりに大きな数字を示された場合も、ピンとこないだろう。例えば２０５０年までに毎年１０００万人が死亡するようになるとか、毎年50万人が薬剤耐性の結核にかかっている、といった数字だ。後者については特に、今現在結核が脅威となっていないコミュニティに暮らす人にとっては、遠い国の問題と思えるかもしれない。しかし、残念ながら抗微生物薬耐性はどこにでもある問題なのだ。それはすでに、遠い国だけではなく、私たちのコミュニティにも影響を及ぼしている――ただ知らないだけだ。例えば、アメリカでは毎年およそ３万５０００人が抗微生物薬耐性菌による感染症で亡くなっている。ヨーロッパでもこの数字にそれほど差はなく、毎年３万３０００人が亡くなっており、このうちイギリスだけで５０００人が亡くなっている。

薬剤耐性に対処する手立てを早急に講じないかぎり、ポスト抗菌薬時代に乗り出そうとしている今、誰もが危険にさらされることになると専門家は警告している。特に、年齢、病気、化学療法などの要因で免疫機能が弱っている人たちは危険にさらされやすい。というのも、薬剤耐性の問題はごく日常的なことがきっかけで生じるからだ。ちょっとした切り傷ややけどの治療に感染症のリスクがある。あるいは手術、出産、入院、さらには性交にもリスクがある。以下に、こうした日常のリスクの一部を紹介する。

手術に伴うリスク

有効な抗菌薬なしに大きな手術を成功させるのは難しいだろうとＷＨＯは警告している。手術部位――外科医が切開し、器具を挿入する部位――からの感染はごく普通に起こるからだ。例えば白内障の手術、人工関節置換術、豊胸手術やペースメーカーの埋め込み、また臓器摘出術が該当する。現在では、手術による感染症は抗菌薬の予防的投与によって抑制されている。つまり、感染症を起こさないよう、手術の前に抗菌薬を投与しているのだ。この処置は、手術開始時にすでに抗菌薬が体内にあれば、どんな細菌であれ、直ちに殺せるという考え方に基づく。手術の間も常に、外科医が切開する部位の組織に抗菌薬が確実に届いていれば、やってきた細菌を殺せる。だが、この処置もまた、抗菌薬の誤った処方や過剰な処方を招く原因となってきた。例えば、抗菌薬はしばしば手術後にも投与される。ＷＨＯや多くの専門家は、手術後の投与についてはほとんどの場合不要かつ不適切だと考えている。このように過剰に投与することで、耐性菌が出現するリスクを高めると考えているのだ。ＷＨＯは、43パーセントもの患者が手術後も継続して不適切な抗菌薬の投与を受けていると指摘する。中には不適切なタイミングで――速すぎる、もしくは遅すぎるなど、効果の得られないタイミングで――抗菌薬を投与する外科チームもある。そして多くの外科チームが、最適とは言えない抗菌薬を投与している。あらゆる形の誤用により、細菌が不適切に抗菌薬にさらされる機会が増え、こうした抗菌薬に対する耐性を獲得することになる。WHOによると、手術を受ける患者のうち、推計で33パーセントが術後感染症に罹っている。このうち、51パーセントもの患者が抗菌薬への耐性を示すという。

研究によれば、手術を受ける患者の間で最も一般的な院内感染は傷口からの感染だ。ということは、もし感染予防に使われる抗菌薬や、術後の感染症を治療する抗菌薬が効力を失えば、前途は暗い。絶望的と言ってもいいくらいだ。

出産の恐怖

子を産み、育てるということは、人類の存在の根幹である。しかし不測の事態が起これば、母子の命は危険にさらされる。2017年には、妊娠中から産後にかけておよそ29万5000人の女性が命を落としている。WHOはこの数字について「容認しがたいレベル」であると述べている。出産前後の感染症に絞っても、母親の死亡数は3万件を超える。新生児の死亡数はさらに多く、40万件を超えている。新生児の免疫システムは未発達で、40万件のうち半分は、感染症に薬剤が効かなかったことが原因であると推定されている。薬剤耐性はすでに、はかりしれない影響を及ぼしているのだ。

現在のところ、この危機は主に低所得国および中所得国に影を落としている。というのも、妊産婦死亡の94パーセントがこうした国々で起こっているからだ。だが高所得国への影響もゼロではない。近年、アメリカでは妊産婦死亡数が上昇してきている。例を挙げると、1990年には約７００件だった死亡例が、２０１５年には１０００件を超えている。もちろん、このすべてが感染症によるものではないが、今では薬剤耐性菌の関与も死因の一部となっており、アメリカにおける妊産婦死亡の13パーセントを占めている。２０１９年に『ランセット』誌に投稿された調査によると、高所得国全体では、妊産婦死亡のうち５パーセントが感染症によるものと推定されている。

全世界で見ると、妊産婦死亡のうち敗血症による死亡は11パーセントを超えている。敗血症は命にかかわる血液感染で、帝王切開や鉗子分娩、吸引分娩では敗血症にかかる確率が上がる。通常、帝王切開の際には他の手術と同様、抗菌薬が予防的に投与される。それでも、ＷＨＯの統計によれば15パーセントの女性が感染症に罹る。２０１９年の試算では、補助分娩（鉗子分娩、吸引分娩）の際に抗菌薬を使うと、感染症の予防率が８パーセント上昇することがわかった。しかし、この処置を提唱すれば、今度は新たな薬剤耐性を生む恐れがある。なぜなら、何万人という女性が抗菌薬の投与を受けることになるからだ。３万４０００人の女性を対象にした臨床試験がもたらした一見ポジティブな結論と提案は、現代が抱える問題ゆえに、リスクとベネフィットを天秤にかける複雑な決断をせまるものになっている。

病院というリスク

薬剤耐性問題の中心となっているのが病院だ。通常の抗菌薬に耐性を持つ感染症は、昨今、主に病院において表面化したばかりか、進化、拡散している。悪名高いＭＲＳＡ（メチシリン耐性黄色ブドウ球菌）が典型例だ。病院は医療を提供する場である。そこでＭＲＳＡが発生するのは、規模と頻度の面から問題となる。ＷＨＯは、医療の現場で毎年、何億件という感染が起こっていると述べている。先進国の入院患者のうち7パーセントが、少なくとも1つの感染症にかかるリスクがある（発展途上国では10パーセントだ）。最も一般的な感染症は尿路感染症だ。集中治療患者においては、この確率は30パーセントに上昇する。世界中の院内感染の主な原因となっているのが、ＥＳＫＡＰＥ病原体と呼ばれる細菌のグループだ。ＥＳＫＡＰＥは次の6種類の細菌の頭文字をとったものだ。*Enterococcus faecium*（エンテロコッカス・フェシウム）、*Staphylococcus aureus*（黄色ブドウ球菌）、*Klebsiella pneumoniae*（肺炎桿菌）、*Acinetobacter baumannii*（アシネトバクター・バウマニ）、*Pseudomonas aeruginosa*（緑膿菌）、*Enterobacter* 属（エンテロバクター属）。これらの細菌は高い薬剤耐性も示す。薬剤耐性菌の代表ともいえるＭＲＳＡは、一般的な抗菌薬であるメチシリンに耐性を持ち、今ではほぼあらゆる国に存在する。ＷＨＯは、6地域（訳注1）のうち5つの地域にＭＲＳＡが存在すると報告している。ＭＲＳＡは特に病院内で広がりやすく、傷口からの感染や敗血症を起こす。また、肺炎桿菌は肺炎や尿路感染、敗血症を引き起こすが、ＷＨＯの6地域すべてで2つの抗菌薬――セファロスポリンとカルバペネム――に耐性を持つとの報告もある。これらは病院内にはびこる数多くの薬剤耐性感染症のほんの一部にすぎない。治療しようにも、医師は最低限の選択肢しか与えられず、以前なら救えた命が失われることになる。推計では、ＭＲＳＡに感染した患者は、薬剤耐性を持たない従来の黄色ブドウ球菌に感染した患者よりも死亡率が64パーセント上がるとされている。

欧州疾病予防管理センターは2018年のサーベイランスデータの発表を受け、抗微生物薬耐性は依然として非常に大きな問題であると明らかにした。このデータによると、ヨーロッパでは大腸菌株の半数以上と肺炎桿菌株の3分の1が、少なくとも1系統の（訳注2）抗菌薬に耐性を示した。イタリア、ギリシャ、ルーマニア、ブルガリア、そしてポルトガルでは、この問題が特に重くのしかかっている。新種の抗菌薬が供給される見込みがほとんどない中、医療従事者はもちろん当事者である患者も、今ある薬剤の効力を保つよう迫られている。そのためには一連の複雑なガイドラインを守る必要がある。まずは、衛生状態を良好に保って感染症を防ぐこと。次に、できるかぎりの感染対策とワクチン接種に努めること。そして、抗菌薬は本当に必要なときにだけ使用し、処方された薬は飲み切り、他者に分け与えないなど、抗菌薬の適切な使用を心掛けること。このすべてを守れたとしても、失われた効力が戻ることはなく、問題の進行を遅らせることしかできない。それでも、今すぐ、ただちに行動に移さなければ手遅れとなる。

性革命

近年、薬剤耐性菌は私たちの生活のあらゆる側面に影響を及ぼしている。そのひとつがセックスライフだ。医者が治療に手を焼くような性感染症（STI）が増えているのだ。これらは抗菌

訳注1　WHOは、アフリカ・アメリカ・東地中海・ヨーロッパ・東南アジア・西太平洋の6つに地域事務局を置く
訳注2　抗菌薬は、化学構造によりβ-ラクタム系、アミノグリコシド系、およびその他の系統に分類される

薬で治療できるはずの、あるいは過去には抗菌薬で治療できていた感染症だ。性交渉によって感染することが知られている30の病原体のうち、4つの病原体は治療が可能なのだが、現在、このうち3つの感染が先進国内で急激に増加している。ご想像のとおり3つはいずれも細菌性感染だ。すなわち淋病、クラミジア、そして梅毒だ。

3つの感染症の発生率は低所得国と中所得国で高い。WHOの推計によると、全世界では毎年1億3100万人がクラミジアに、7800万人が淋病に、そして560万人が梅毒に罹患している。だが、高所得国では動向に変化が見られ、とりわけ薬剤耐性が問題となりつつある。中には、既存の抗菌薬がひとつも効かないケースもある。

まず、アメリカの例を見てみよう。アメリカ疾病予防管理センターによると、アメリカでは2018年に淋病、クラミジア、梅毒の報告件数が過去最高となった。最も感染力の強い梅毒は2017~18年にかけ、3万件から3万5000件に──率にしてほぼ20パーセント──上昇した。淋病は5パーセント増えて58万件を超え、クラミジアは3パーセント増えて170万件以上になった。とうてい見過ごせない数字だ。イングランド公衆衛生局も、同時期にほぼ同じような増加を報告している。梅毒で5パーセント、クラミジアで6パーセント、淋病に至ってはなんと26パーセントも上昇し、イングランドだけでおよそ4万4000件から5万5000件に増加した。オーストラリアでも似たような傾向が見られ、クラミジアは2017年に10万件を上回り、淋病は2万8000件を超えた。

数字の大きさもさることながら、重要なのは性感染症の増加がグローバルであるという点だ

――その原因もまた広範囲《グローバル》だ。コンドームの使用が減ったこと、感染していることに気づかない人が多いこと、貧困とドラッグが弊害となって公的な医療サービスに相談できないこと、こうした医療サービスの削減などが原因だ。一般に、感染症は男性や弱い立場の人々、例えば男性同性愛者などに多く見られる。にもかかわらず、すべてのグループで増加が見られ、公衆衛生上の大きな問題となっている。感染症を放置すれば出生率にも影響するし、子宮外妊娠や流産、骨盤内炎症性疾患の原因にもなる。ＨＩＶに感染する危険性も2倍から3倍になる。だが、いまや薬剤耐性の出現で、問題はさらに大きくなっている。薬剤耐性のせいで薬が効かないのであれば、患者は治療してもらっていないのと同じだ。淋病の治療現場では、こうした事態がますます増えている。

ＷＨＯは、一般的な抗菌薬に対する淋病の薬剤耐性が世界的に広く発生していると報告した。この薬剤耐性は77カ国で確認されており、その多くですでに最後の手段である抗菌薬、広域スペクトラムセファロスポリン（ESCs）が使われている。だが、ESCsに対する薬剤耐性すら、すでに現れている。「淋病の原因菌には、まるで油断できません。治療に新しい抗菌薬を使うたびに、細菌は進化して薬剤への耐性を獲得するのです」。ＷＨＯヒューマン・リプロダクション・チーム（Human Reproduction team）の医療部長であるテオドラ・ウィー博士は、２０１７年にこう述べた。ＷＨＯの世界淋菌抗菌サーベイランスプログラム（Global Gonococcal Antimicrobial Surveillance Programme）の報告によれば、淋菌の第一選択薬であるシプロフロキサシンは97パーセントの国で耐性が報告されており、もはや全く使いものにならない。第二選択薬のアジスロマイシンも僅差の81パーセントで耐性が報告され、ほとんどの国がすでに最後の砦に追い込まれている。彼らは藁にもすがる思いでESCsを使用している。

２０１６年、ハワイで７人が淋病と診断されるアウトブレイクが発生した。第一選択薬は効力を発揮したものの、臨床検査で確認したところ、菌は薬剤耐性の兆候を示しており、感受性は低下していた。２０１８年、イングランドでは初の、治療不能と見られる淋病患者が報告された。この男性は休暇で訪れた東南アジアで淋病に感染した。淋病に使われる主な抗菌薬は効き目がなかった。医師たちは、皮膚や肺、胃、骨盤、そして尿路への重度の感染にしばしば使われる、抗菌薬のエルタペネムを試みた。幸運なことに、この薬が効力を発揮した。翌年、淋病の治療に通常使われる抗菌薬が効かない症例がさらに2件、２人の女性で報告された。１人はイギリス国内での感染、もう1人はヨーロッパ域内における感染だった。いまや他の国々も、将来的に淋病だけでなくクラミジアや梅毒でも同じことが起こるのではないかと恐れている。クラミジアや梅毒でもこれまでに薬剤耐性が報告されているし、その数が増えるのは避けられないだろう。非常に多くの症例が顕在化しないとなれば、なおさらだ。２０１６年、ＷＨＯは性感染症に関連するガイドラインを改訂した。改訂されたガイドラインでは、性感染症の治療に際しては適切な抗菌薬を、適切なタイミングで、適量処方する必要があると強調している。感染症の拡大を抑え、性と生殖に関する健康を改善するためだ。では性行為によりリスクにさらされる人々への解決策はというと、言い古されたことではあるが、これはもう安全な性行為と検査しかない。

「特定のパートナー以外と性交渉を持つ際、正しい方法で常にコンドームを使用すれば、誰もが大幅にリスクを減らすことができます」。イングランド公衆衛生局の国家感染サービス副局長、ニック・ピン博士は２０１９年にこう話している。「性感染症の可能性があると感じたら、性病専門クリニックで検査を受けるべきです」。

感染症の中でも、性感染症は患者が最も相談しにくい病気かもしれない。恥ずかしさもあるし、自分は感染していないと思い込む人も多い。だが、治療が難しくなっている昨今、何らかの方法で確かめるに越したことはない。

第7章　動物由来の感染症

２０１３年、あるアメリカ人女性の背中に大きな赤い円形の発疹があるのを、家族が見つけた。直径およそ16センチもある大きな発疹で、まるで射撃の的のように中心部ほど濃い赤に染まっていた。バージニア州に住む50歳のこの女性は、2日前に背中に小さなかさぶたがあるのを感じて以来、体調もすぐれず、何かがおかしいと感じていた。かさぶたの周辺は燃えるようだったし、身体も熱く、39℃を超える発熱に見舞われた。かさぶたを発見した翌日には関節にも痛みが出た。喉の渇きが止まらず、熱はさらに上がって40℃を超えたため、病院に駆け込んだ。

女性の苦痛の正確な原因を突き止めるのに数週間かかったが、医者は経験からある推測を導き出しており、結局それが当たっていた。女性はライム病だった。ライムボレリア症とも呼ばれる。３週間前、何気なく森を散歩した際に持ち帰ったものだった。知らない間に、この病気を引き起こすボレリア属の細菌を持つマダニに噛まれたのだ。すべてのマダニが感染性のある細菌を持っているわけではない。この病気に感染しているシカやネズミ、リスなどの動物を噛んだマダニだけが持っている。近年、ライム病のリスクが少しずつ高まり、今ではアメリカ、ヨーロッパのほ

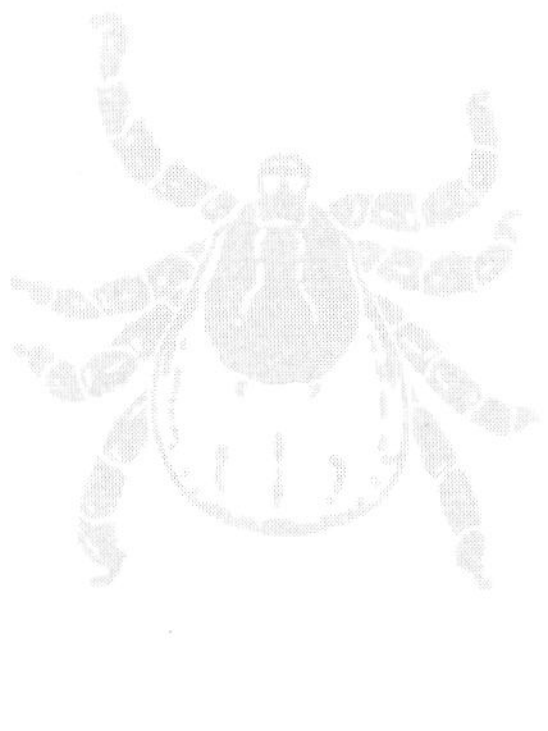

ぼ全域、アジアの森林地帯にも広がっている。アメリカ疾病予防管理センターには毎年およそ３万件の報告がもたらされるが、センターでは毎年その10倍は患者が出ているものと推測している。ヨーロッパではこの20年間で36万人がライム病にかかったとの推計がある。

バージニア州の女性の症例は、いかにたやすくライム病に感染するかを示している。彼女はただ森に散歩に出かけただけだ。それはごく日常の行為だったし、マダニに噛まれたことにも気がつかなかった。マダニに噛まれて気がつく人はほとんどいない。だが彼女の症例はまた、こんにちの感染症についてもうひとつ、重要なポイントを明示している――動物からの感染が非常に多くなっているという点だ。直接感染する場合もあれば、マダニやカのような媒介生物を通して感染する場合もある。ヒトが動物と共有する感染症は、人獣共通感染症と呼ばれる。ヒトに見られる感染症の60パーセント以上が、こうした病原体によるものだ。のみならず、これまでに経験した最もたちの悪いエピデミックやパンデミックの中にも、こうした病原体が原因のものがある。例えばＨＩＶやエボラウイルス病、豚インフルエンザなどがそうだ。ヒトの間で新たに発生した――あるいはこれから発生しようとしている――感染症の４件に３件は動物由来のものと推計されている。ほとんどは野生動物からの感染なので、グローバルヘルスの専門家は、ヒトが接触する動物にも目を光らせる必要がある。「こんにち流行しているエンデミックはすべて、動物由来と思われます」とデビッド・ヘイマン教授は語る。また、現在知られている病気を調べれば、それらが動物からヒトへ伝染し、時間をかけて広がり、エンデミックになったことがわかるだろう、とも述べている。ヘイマンによれば、動物の病気がヒトに伝染した場合、主として３つの経路のいずれかをたどることになる。まずは、狂犬病のように特定の人にのみ感染し、そこで終息する場合。次に、感染が発覚してある程度は広がるものの、長くは続かない場合――エボラウイルス病や鳥インフルエンザがこれに当たる。最後に、HIVのように多くの人に感染し、エンデミックになってしまう場合だ。

こんにち、ヒトと動物との境界がなくなりつつあり、病気の伝染も珍しくなくなってきている。人口が増加し、人々は新たな、あるいは未知の領域へと踏み込んでいる。コミュニティはますます過密に、そして流動的になっている。畜産業はスケールが大きくなり、同時に管理や監視の目が行き届かなくなった。森を切り開くことで、人間と森に棲む動物との距離が縮まっている。多くの人々が食料を野生動物に頼るようになっている。例えばエボラウイルス病のアウトブレイクは、こうした要因がすべて重なったことがきっかけだった。森に入り、ウイルスに侵された動物と出会い、その動物の体液に触れ、あるいはその肉を食べてウイルスに感染したのだ。

ウイルス性人獣共通感染症である黄熱病は、感染経路がさらに複雑だ。WHOの感染リスク管理部責任者、シルビー・ブリアン博士によると、この感染症は通常、ハンターが罹る病気だ。ハンターは深い森に分け入り、ウイルスを持つ野生のカに刺されることで病気になる。黄熱ウイルスに感染すると頭痛、黄疸(病名の由来だ)、筋肉痛、熱、吐き気、嘔吐あるいは倦怠感(もしくはその両方)などの症状が現れ、重症化して大出血に至ることもある。黄熱病はアフリカや中南米の熱帯地方でエンデミックが見られるが、一度の接種で生涯免疫を獲得できる効力の高いワクチンがあるので、容易に予防できる。ところが、アフリカ南部のアンゴラでは、鉱業の発展により黄熱病の発生状況に変化が起きている。ブリアンによれば、鉱業のための道路を森に敷設しているときに、人間のコミュニティと自然界の病気とが容易に接触することとなった。２０１６年には、これが原因で大きなアウトブレイクが起こり、流行はアンゴラの首都のルアンダにまで達した。ブリアンは「おそらくは、森で働いていた労働者が黄熱病に罹り、街へ戻ってアウトブレイクが起こったのでしょう」と語った。結果として疑わしい症例は１１００件を超え、このうち少なくとも８００件はルアンダで発生した。死者は１６０名を超えた。また、中国人労働者が自分でも気づかずに病気を本国へ持ち帰った。中国で黄熱病が発生したことは、それまで一度もなかった。11件の症例が報告されたが、政府がすばやく対応し、ウイルスが広がることはなかった。継続的にウイルスが拡散するためには、その地域のカの生息数が足りなかった。だが、カの生息数が十分であれば「大きなアウトブレイクになっていた可能性もあります」とブリアンは言う。

野生動物に由来する病気は、グローバルヘルスに重大な影響を及ぼしている。２０１７年の論文によれば、人獣共通感染症は安全保障や経済成長にとっても脅威となる。こうした病気は公衆衛生の優先課題なのだ。２００３年のＳＡＲＳのパンデミックは、人獣共通感染症が社会にどのような損害を与えるかを如実に示している。ＳＡＲＳウイルスは、ヒトからヒトへの感染を起こす以前はジャコウネコが保有していたと考えられており、世界中で８０００人以上が感染した。今なお続くＨＩＶのエピデミックは、当初サルで見つかったウイルスがヒトに伝染したことが原因だ。２０１８年の時点で、３８００万人がＨＩＶウイルスを持っている。ラッサ熱は季節性の人獣共通感染症の一例だ。西アフリカの国々では、毎年冬の時期（12月から3月まで）にこの病気が流行する。ラッサウイルスに感染したネズミの糞尿で汚染された食べ物や物体に触れることで感染が広がる。貧困層になるほど、食糧をあさりにくるネズミと屋内で接触する機会が増え、感染のリスクも高くなる。分子生物学的な検査の結果から、ナイジェリアでは出血性疾患が1000年以上続いていると推測されている。

同じような事例はまだまだある。MERSコロナウイルス、ニパウイルス、それにサル痘や狂犬病も人獣共通感染症だ。私たちが飼っているネコですらトキソプラズマ症のリスクを運んでくる。トキソプラズマ症は妊婦など、免疫力が弱くなった人に感染する寄生虫症だ。ネコは感染したネズミや鳥類を食べ、シストと呼ばれる虫体を排泄する。この排泄物から直接、あるいは排泄物を含む土壌を通じてヒトへ感染する。

最大の問題は、今に至っても人獣共通感染症がどのように広がり発病するのか、ほとんど解明できていないことだ。この分野の専門家はたいてい、すでに発生しているアウトブレイクに対応するのに手いっぱいなのだ。新たな感染症を研究したり予見したりする時間はほとんどない。病原体が動物からヒトへ感染する経路は、だいたい以下のいずれかだ。まず血液や体液に触れることで直接感染する場合。次に動物が残した病原菌に触れて感染する場合——例えば土壌や鶏舎の中など。さらには、カやマダニなどの媒介生物を通じた感染。そして、低温殺菌されていない牛乳を飲む、十分に火を通していない感染した家畜の肉を食べるなど、汚染された食物を摂取した場合だ。ただし、これらは大雑把な概要でしかない。私たちは、差し迫るアウトブレイクの予兆を正確に見抜かねばならない。できることならば、予兆よりも早くアウトブレイクを予見しなければならない。そのためには、伝染経路やサイクルについて、そして迫りくる人獣共通感染症の病理学や微生物学について、もっと詳細な知識が必要だ。だからこそ、ＷＨＯのＲ＆Ｄブループリントに挙げられている「優先して対応すべき病気」の大多数が人獣共通感染症なのだ。ニパウイルス感染症やクリミア・コンゴ出血熱などの人獣共通感染症はエピデミックを起こす可能性があるため、リストに加えられている。これらは、より詳細なリサーチを必要としている。

だが、感染症の先を行くもうひとつの方法がある。ヘイマンによれば、それは「ワン・ヘルス」アプローチを通じ、より強固な協力体制を築くことだ。「ワン・ヘルス運動は、動物の健康維持を専門とする人々と、ヒトの健康維持を専門にする人々が、協力して取り組むために提唱されたものです」。ＷＨＯは、どちらか一方の努力だけでは、この問題を防ぐこともも解決することもできないと述べている。例を挙げれば、狂犬病の対策としてイヌ（狂犬病のウイルスを運ぶ）への予防接種、また流行に備えてヒトの予防接種に使われるウイルスを選定する際に必要となる、動物の間で流行しているインフルエンザウイルスの情報などがそうだ。ワン・ヘルスを実践している例としては、イギリスのＨＡＩＲＳ（ヒト・動物の感染症とリスクサーベイランス）グループを挙げることができる。グループには政府、保健機関、環境・食糧・農村地域省、英国食品基準庁など、11の公的機関からの代表者も加わっている。ＨＡＩＲＳは、イギリスにとって脅威となりそうな新興の人獣共通感染症を突き止めるために、２００４年以降毎月会合を開いてきた。「彼らは世界中のあらゆる新興感染症を調査し、イギリスへの影響やリスクを見極めるのです」。

へイマンはこう続けた。「それが懸念されるものであれば、ガイドラインを策定します」。毎月の議事録は公表される。議事録には、例えば現在コンゴ民主共和国で広まっているエボラウイルス病や、ヨーロッパで報告されているデング熱やジカ熱など「公衆衛生上意義のある、特筆すべき事例」がまとめられている。このように世界規模で協力して取り組んでも、感染症の絶え間ない猛攻撃に対抗するのが精いっぱいだ。先回りをするなど、とても望めない。それでも、専門家は、いつかはそこへ到達できると信じている。それに、広い視野に立てば、共通の課題はエボラウイルス病やインフルエンザなど、私たちがすでに知っている病気だ。こうした病気への対策であれば、チームは情報に基づく戦略を立てることができる。

エボラウイルス病

かつて、エボラウイルス病は東アフリカや中央アフリカのごく限られた国の、それも辺境地帯でしか知られていない病気だった。スーダン、ウガンダ、ガボン、そして最も症例の多いコンゴ民主共和国などだ。コンゴ民主共和国はウイルスが最初に発見された国で、以来、アウトブレイクの多くはこの国で起こっている。この出血性疾患はまず、コウモリやサルなど、感染した動物からヒトへと広がる。だがその後は、血液や唾液といった体液への接触を通じてヒトからヒトへと感染するようになる。病状は重く、ときに命取りになる。嘔吐、下痢、肝機能障害、腎機能障害、内出血および外出血などの症状が見られる。致死率にはばらつきがあり、25パーセントから、多いときは90パーセントにもなる。

１９９５年に公開された映画『アウトブレイク』で、出血性疾患の認知度はいくらか上がった。エボラウイルスに似たウイルスがアメリカに上陸するというシナリオで、致命的な病の脅威と、その被害がアフリカ以外の国に広がる可能性が描かれている。とはいえ、一般にはつい最近まで、エボラウイルス病はいまだアフリカの辺境の病気だと考えられていた。アフリカ大陸の森林地帯に特有の病気と考えられていたのだ――２０１３年の12月に、２歳の男児がこの世界観を覆すまでは。初発症例《インデックスケース》となったこの幼児は、エボラウイルスを新天地にもたらした。西アフリカだ。しかも、感染は思いもかけないほど多数の人々に広がった。ウイルスは何万という人々に感染し、ほどなくして全世界がパニックに陥った。

２０１３年12月2日、男児――名前は公表されていない――は発熱、黒色便、嘔吐を伴う原因不明の病気に侵された。場所は、ギニア共和国のメリアンドゥ村、ちょうどギニア共和国とリベリア、シエラレオネとの国境付近の村だ。男児は4日後に死亡した。それから3週間後、この子の家族数名が同じような症状を呈し、同じようにほどなくして死亡した。村から一番近い病院で男児の治療に当たった助産婦や、呪術医、職員も亡くなり、感染の連鎖がはじまった。時を置かず、病人の世話をしたり葬儀に参列したりした親戚が感染した。数週間のうちに４つの集落に広がり、２０１４年2月１日に首都コナクリに達した。最初のうちは、音もなく広がる原因不明の病気と思われていた。地域の防疫官が病気の正体を突き止めようとやっきになっている数カ月の間に、エボラウイルスは手あたりしだいに人々を襲っていった。ギニア共和国の保健省は

2014年3月13日に警告を発した。その9日後にアウトブレイクがエボラウイルス病であると公表され、ようやく病気の謎が解けた。エボラが西アフリカに出現したのはこれが初めてで、当局が敵の正体に気付くまでに時間がかかってしまったのだ。このため感染症はギニア共和国全土に広がり、近隣の国々にまで及び、感染者は2万8000人を超えた。最も大きな被害を受けたのはリベリアとシエラレオネで、リベリアでは1万人以上、シオラレオネでは1万4000人以上の感染者を出すこととなった。

この男児の感染源はわかっていない。ただ、WHOによれば、おそらくは動物からの感染と思われた。メリアンドゥ村の周辺では、鉱業や林業のための森林開拓が行われており、ヒトと動物の生活圏が以前よりも近くなっていた。専門家は、男児が裏庭で遊んでいるときに感染したのだろうと指摘している。エボラウイルスは時間の経過とともに様々な要因で爆発的な感染を起こすのだが、その発端は森の野生動物との接触だ。監視システムと公衆衛生インフラが脆弱だったために、アウトブレイクの存在を確認するまでに数カ月かかり、対策は遅れた。また、ギニア共和国とシエラレオネ、リベリアとの国境では、日常的に人の移動があったため、ウイルスは容易に新たなコミュニティへと広がった。この事例で初めて、人口密度の高い市街地にもウイルスが到達した。扱ったことのない病気ゆえに理解も乏しく、感染の広まったコミュニティでは誤解が広がり、感染予防や感染者の発見が難しくなった。一方で、医療機関や病院における不十分な感染防止策により、医療従事者の多くが感染してしまった。「国境地帯でアウトブレイクが発生したのは初めてのことでした……。それで、あっという間に3つの国で感染が広まったのです」とブリアンは説明する。

最初の症例から7カ月後の２０１４年7月までに、感染は3つの国それぞれの首都にも飛び火し、感染拡大の危険性が一気に増加した。翌月には１７００件以上の感染が報告され、国際保健規則に基づく緊急委員会によって国際的に懸念される公衆衛生上の緊急事態（ＰＨＥＩＣ）が宣言された。委員会は「エボラウイルス病の感染拡大を止め、収束させるには、全世界が組織的に対応することが不可欠と考える」と述べた。アウトブレイクの封じ込めに必要な資源を得るために、この宣言は不可欠だった。だが、この封じ込めそのものが問題をはらんでいることをブリアンは強調する。「ＰＨＥＩＣの宣言後、ただちに国境が封鎖されました。すると、健康の危機に代わって人道の危機が訪れたのです」。国境封鎖後は空路も食料も絶たれた。「私たちは、ここから新たな教訓を学びました」。

国際社会はかつてない反応を見せた。アウトブレイクを止めるには何百万ドルもの資金が必要だ。現地には想像もつかないほどの資源と人員を投じなければならない。実験的ワクチンの臨床試験も必要だ。エボラウイルスのワクチンは、必要と思われていなかったため、長いこと見向きもされなかった。rVSV-ZEBOV ワクチンは、メルク・アンド・カンパニー（訳注1）が開発したもので、人道的な措置として使用された。ワクチンは包囲接種の手法で投与され、感染者と接触した人にワクチンを接種し、発病の有無を経過観察した。ワクチンの効果は感染の現場で試すしかなかっ

訳注1　日本を含むその他の地域ではＭＳＤ（Merck Sharp and Dohme）の名でビジネスを行っている

た。エボラウイルス病のような病気のワクチン開発においては、これが唯一の現実的な選択肢だ。というのも、こうした病気は常に地域にまん延しているわけではないからだ。実際に感染が起こっているときでなければ、ワクチンの効果を試す対象自体が存在しない。実験的ワクチンによるこの臨床試験は、公衆衛生の専門家にあることを気づかせるきっかけにもなった。それは、グローバリゼーションが進んだ昨今では、たとえ表面上まれな病気であっても、ワクチン開発を優先させるべきだということだ。ことに、ワクチン接種を受けた人々の間でエボラウイルス病が1件も発症しなかったのだからなおさらだ。臨床試験により、rVSV-ZEBOV ワクチンは100パーセント有効であることが判明した。「西アフリカでのエボラウイルス病流行で命を落とした人々にとっては、このすばらしい結果も遅すぎる朗報となってしまいました。それでも、次の流行が起こった際に、私たちは決して無防備ではないということを示してくれたのです」。WHO保健システム・イノベーションの事務局長補佐官、マリー・ポール・キーニー博士は当時こう言った。だが、いかにワクチンの効果が高かったとはいえ、このアウトブレイクを終息させた最大の立役者は改善されたインフラやサービス、注意深く計画された政策、感染したコミュニティとの幅広い連携、そしてそうしたコミュニティのリーダーたちだった。エボラウイルス病のような感染症が発生した際、人々が隔離されることを恐れ、病気の伝染についての作り話を鵜呑みにするようになると、感染は収まらない。

リスクにさらされたコミュニティと信頼関係を築くには時間がかかった。それでも、発生から2年後の2016年3月、WHOはアウトブレイクの緊急事態を解除した。それから3カ月後の

6月、過去最大規模となったエボラウイルス病のアウトブレイクに、ようやく終息宣言が出された。死者数は1万１０００人を超え、感染は10カ国に広がった。感染の中心は間違いなく西アフリカのギニア共和国、リベリア、そしてシエラレオネだった。他の7カ国では36の症例と15人の死亡者が報告された。その多くがナイジェリアでの報告で、アメリカでも4件が報告された。

エボラウイルス病として知られる初の事例は、１９７６年のコンゴ民主共和国におけるアウトブレイクだ。以降、２０１４年までに20件を超えるアウトブレイクが発生している。数百人単位という大きなアウトブレイクもあったが、たいていは特定の村やコミュニティ内での数十人単位の小さなアウトブレイクだった。致死率の高いウイルスゆえに、終息も早かったのだ。だが西アフリカの事例は、エボラウイルスが実際に爆発的な感染を起こす可能性を秘めていること、そしていつの日か私たちの目の前に迫るかもしれないということを、世界に知らしめた。ＷＨＯは２０１４年のアウトブレイクの緊急性を認めるのが遅すぎたと大いに非難された。

２０１４年以降、エボラウイルス病のアウトブレイクは3件報告されている。いずれもコンゴ民主共和国内のものだ。コンゴ民主共和国はエボラウイルス病の抑制を経験した国だ。慣れもあって、3件のうち最初の2件については警告が発せられることもなかった。1件目では８人が、2件目では54人が感染した。この2件については封じ込めに成功している。実際、２０１４年に西アフリカでアウトブレイクが発生していた時期に、コンゴ民主共和国内でも別のアウトブレイクが発生していたのだが、速やかに終息させている。だが、たとえそうした国であっても、それまで感染が報告されていなかった地域がウイルスに襲われたらどうなるだろうか。その地域のコミュニティやリーダーたちが、敵を知らなかったとしたらどうなるだろうか。エボラウイルス病を熟知している国においてさえも、２０１８年8月、爆破的な感染が起こることを私たちは知ることになる。それは、コンゴ民主共和国東部の北キブ州とイツリ州で起こった。

北キブ州とイツリ州のアウトブレイクの始まりは２０１８年の夏だったが、感染が拡大したのはおよそ1年後の２０１９年4月、ピークは同年の6月から8月にかけてだった。この間、毎週75件から１００件の感染者が報告され、ウイルスは国境を越えて隣国のウガンダに広がった。国境なき医師団（ＭＳＦ）によれば、ウガンダでは4件の感染報告があり、また、感染は人口１００万人を擁する北キブ州の都市、ゴマに及んだ。ウイルスが大都市に到達してアウトブレイクが発生したことを受け、国際的に懸念される公衆衛生上の緊急事態（ＰＨＥＩＣ）が宣言された。幸いにもゴマでの報告は2件にとどまったものの、感染は新たに南キブ州に広まってしまった。十分な対策が取れているとは言えない状況だった。アウトブレイクの初期から、地元、国家、そして国際的な対策チームが現地に入り、医療設備の強化、接触者の追跡、予防接種を行ってきた。予防接種には、アウトブレイクの初期段階から使われてきたメルク社のrVSV-ZEBOVワクチンに加え、２０１９年11月からはジョンソン・エンド・ジョンソン社の実験的ワクチンも使用されている。

だが、当初からいくつもの社会的、政治的要因が、対策の妨げとなってきた。人の往来が激しく、エボラウイルス病に怯えるコミュニティが感染者や接触者を報告しないこともあった。社会不安が高じて医療従事者やワクチン接種担当官が襲われもした。こうした襲撃は２０１９年12月までに３８６件を数え、医療従事者の７人が死亡、77人が負傷した。「一時は後退していたエボラウイルス病が、盛り返そうとしています」。ＷＨＯの緊急対策本部の責任者マイク・ライアン博士は当時そう述べた。国境なき医師団は、どこでアウトブレイクが起こるかは予測できないと語った。アウトブレイクの起こっている一帯では、インフラと安全性の問題により、訪れることが極端に難しい地域もある。その上、発生場所は予測できないのだから「疫学的状況を把握できない」ことになる。アウトブレイクがどこまで及んでいるかも、いまだはっきりしない状況だった。

アウトブレイクの発生から18カ月が過ぎた２０２０年3月初旬までに、感染者は３４４０人を超え、２２６０人を超える死者が出ている。致死率は66パーセントで、アウトブレイクはいまだ終息していない。もっとも下火にはなっている。実際、２０２０年3月はじめの時点で、直近２週間は新たな感染者が報告されておらず、対策を推進する人々は小さな希望を抱いている。この２０１８年のアウトブレイクはコンゴ民主共和国にとって10回目のアウトブレイクだ。それまでの９回の感染者数はこのアウトブレイクの10パーセントにも満たない。同国の２０１８年のアウトブレイクは、西アフリカでの流行に次いで多くの死者を出している。しかも、なんとこの国では同時にはしかの大流行が発生した。エボラウイルス病をはるかにしのぐ規模で、実際のところ世界一の流行だった。はしかはすべての州に広がり、２０１９年12月までに推計で25万人以上が感染し、５０００人を超える死者が出た。ＷＨＯのアフリカ地域ディレクター、マチディソ・モエティ博士は当時こう述べた。「コンゴ民主共和国内のエボラウイルス病のアウトブレイクは世界中の注目を集め、人命救助が進められています。ですが、この国が直面している他の差し迫った医療ニーズも忘れてはならないのです」。はしかの感染者数と死者数が膨らんだ背景には、予防接種率の低さと過度の栄養失調があるのだろう。しかし、このはしかの大流行は、感染症の核心を突く問題を提示している。つまり、たとえ専門家が感染症を予測し、サーベイランス下に置き、どうにか制御できていると思っていても、感染症は常に――それがエボラウイルス病であれ、はしかであれ、他の何であれ――新しいカードを隠し持っているということだ。

インフルエンザの多様性

インフルエンザを警戒する人は少ない。ほぼ全世界で流行する季節性の感染症であるため、インフルエンザは冬の風物詩のように考えられている。ちょっと熱があり鼻水が出ると、インフルエンザかな、などと言う。だが、本当にインフルエンザにかかったら、1週間はベッドから出られない。実際、多くの人が1週間、もしくはそれ以上寝込むことになるのだが、いつかは治ると思っている。その年のウイルス株をターゲットにした新しいワクチンを毎年接種する、という人も大勢いる。ワクチンでウイルスの影響を抑え、寒い冬を健康に乗り切ろうという魂胆だ。あるいは、いつでも来い、とばかりに目を光らせている人たちもいる。私たちの社会では、インフルエンザの話をするのは普通のことになっている。しかし、ほとんどの人はこの感染症の潜在的な致死率を正しく理解してはいないだろう。高齢者や幼い子供がかかった場合や、パンデミックを起こすような流行株が出現した場合は、誰しも不安を覚え、急いで助けを求めようとする。だが高齢者や子供以外の世代であれば、季節性インフルエンザにかかっても、水分を取って休養すれば治ると考えられている。ところが、インフルエンザは複雑な獣なのだ。

季節性インフルエンザは多くの人の健康に多大な損害を与える。毎年のエピデミックで、およそ300万から500万人が重症化し、29万人から65万人の死者が出ると推計されている。アメリカでは年間1万2000人から6万1000人が、ヨーロッパでは年間1万5000人から7万人が死亡している。数字にこれほど幅があるのは、ウイルスにいくつかの型と、さらには亜型が存在するからだ。毎年別の型のウイルス株が流行し、それぞれの毒性や威力は大きく異なっている。例えば最近では2017～18年にかけての流行が最も大きな被害を出したのだが、このときは2つの亜型が流行し、通常よりもワクチンが効かなかった。感染者は4400万人以上、アメリカでは6万1000人が亡くなり、ヨーロッパでは推計で15万2000人が亡くなった。もちろん、重症化や死亡例の多くは、高齢者や免疫不全の患者、慢性疾患を持つ人など、リスクの高いグループにおけるものだった。それでも、インフルエンザの被害は人々が思うよりもずっと大きいと言っていいだろう。全世界の死者数が、例えばマラリアよりも多いということが、しばしば起こるのだ。

話を進めてパンデミックを語る前に、まずはインフルエンザの基本的な生態を理解してほしい。空気中を浮遊するこの呼吸器系ウイルスには4つの型がある。A型、B型、C型、そしてD型だ。このうちA型とB型が季節性インフルエンザを起こし、A型が最も症状が重くなる。A型はさらに、表面の2つのタンパク質――ヘマグルチニン（HA）とノイラミニダーゼ（NA）――の組み合わせにより、いくつもの亜型に分かれる。例えばA（H1N1）亜型は毎年のように流行しており、2009年の豚インフルエンザ・パンデミックもH1N1によるものだ。C型はあまり一般的ではないが、現れたとしても症状は軽く、公衆衛生上の問題とはならない。一方でD型はヒトではなく、今のところウシに感染することで知られている。A型とB型は常に入り混じって流行し、遺伝子変異や遺伝子再集合（訳注2）により、時間の経過とともに変化していく。つまり、私たちは毎シーズン、違った株と出会うことになる。毎年予防接種を受けなければならないのはこのためだ。毎年、新しいワクチンがその時々に流行している株に合わせて作られる。実際には北半球と南半球では流行期が半年ずれるので、ワクチンは毎年2回アップデートされている。各国のインフルエンザ研究機関とWHO協力センターからなるWHO世界インフルエンザ監視・対応システムが常にどの株が流行しているかをサーベイランスしており、ワクチン株の組み合わせを選定する。

感染しても、ほとんどは合併症を伴うことはない。数日、もしくは数週間で完治する。症状としては発熱、倦怠感、鼻水、頭痛や筋肉痛がある。感染しても75パーセントが無症状と推計する研究結果もいくつかある。だが先に述べたように、こうした軽い感染がある一方で、重度の感染や死亡例も数多く起こっている。さらに重症化すると、糖尿病や心疾患などの基礎疾患により症状が悪化し、肺炎や心筋炎、脳の炎症などを起こす。結果として、インフルエンザは一般に高齢者や妊婦、慢性疾患を持つ人たちに影響を及ぼすことになる。だからこそ、このようなグループや子供たちが毎シーズン優先的に予防接種を受けるのだ。

インフルエンザワクチン自体が複雑で、その有効性には非常にむらがある。というのも、有効性は、来るべきシーズンに合う株を選ぶことができたかどうかにかかっているからだ。シーズン前にどんな株が流行っているかを知り、その株に対するワクチンをいつ選定・製造するかを的確に見極める必要があるのだ。過去の感染や予防接種により、いくつかの型や亜型に対して免疫を持っていたとしても、他の型や亜型に対抗することはできない。インフルエンザワクチンは集団内で発症を平均で40〜60パーセント減らすことができる。アメリカ疾病予防管理センターによると、比較的大規模な流行が起こった２０１７〜１８年にかけてのシーズンでは、ワクチンの有効率は40パーセントだった。この数字はすべてのインフルエンザ株に対する総合的な有効率であって、ワクチンに含まれるひとつひとつの株では、それぞれ有効率が異なる。例えば２０１７〜１８年シーズンのワクチンはＡ（Ｈ３Ｎ２）亜型、Ａ（ＨＩＮＩ）亜型、そしてB型ウイルスを予防するものだったが、有効率はそれぞれ順に25パーセント、65パーセント、49パーセントだった。それでも、良好な衛生状態を保つことや症状が出た人を隔離することに加え、予防接種は最も有効なインフルエンザ対策なのだ。また、タミフルの商品名で販売されているオセルタミビルなど、抗インフルエンザ薬を用いた治療も、特に重症化する可能性のある患者に対しては有効な選択肢だ。抗インフルエンザ薬は状況によっては予防策として使うこともできる。

訳注２　２つの類似のウイルスが同じ細胞に感染した際に起こる遺伝物質の混合現象

インフルエンザの流行は休みなくやってくる。のんびり構えている暇はない。被害を未然に防ぐには常に進行形かつ迅速な対応が欠かせないし、多額の費用もかかる。インフルエンザの流行は、ただでさえ巨額の経済的負担がかかるのだ。ある研究では、アメリカだけで医療や社会の経済負担は１１００万ドルを上回るという。重症化した場合や死亡した場合はもちろんだが、軽症や中程度の患者であっても仕事を休まねばならず、生産性の損失につながる。毎年決まってやってくる流行だけでこの額になるのだから、不意打ちだったらどうなるか想像してみてほしい。予期せぬインフルエンザに襲われた場合、全世界の経済負担はこのおよそ6倍、年間で６０００万ドルになると見込まれている。本当の意味で恐れているのは、インフルエンザがこのように不意打ちを仕掛けてきたときの損失だ。では、いよいよパンデミックの話をしよう。新型のインフルエンザウイルスが全世界に広まるという、最も恐るべき事態だ。

　１９１８年、全世界を襲ったＨ１Ｎ１型インフルエンザのパンデミック（訳注3）は、５０００万人を超える人々の命を奪った。２００９年、同じ亜型のインフルエンザが再び人類を襲った。どちらのケースでも、発生源はブタだった。ただし、１９１８年とは状況が違った。医療は大きく進歩していたし、全体としてみれば人々はより健康的で、ウイスルそのものも専門家が予測したより毒性の低いものだった。それでもかなり大まかな推計にはなるが、全世界で28万人以上の死者が出た。毎年の流行株による死者が少ないときの数に近い数字だ。だが、パンデミックの可能性を秘めた新型の株は不安を誘発する。なぜなら、それは予告もなく訪れ、未知であり、その到来は誰にも予測できず、従って多少なりとも効果の見込めるワクチンを事前に準備することもできないからだ。ワクチンの供給が遅れたため、多くの国がワクチンを持たないまま、２００９年にＨ１Ｎ１型パンデミックの第一波に襲われた。ＷＨＯのシルビー・ブリアンはこう述べている。「ワクチンの供給がはじまると、今度は過剰な在庫を抱える国がある一方で、ワクチンが全く手に入らない国もある、という事態が起こりました」。後に、ワクチンを多く持つ国は余った在庫をＷＨＯに寄付したのだが、その時点では「少なすぎるし遅すぎる」ということになった。

世界的流行を引き起こすインフルエンザウイルスは決まってＡ型だ。ということは、表面のタンパク質によって（Ｈ１Ｎ１というように）亜型も異なる。Ａ型がパンデミックを起こすのは、この型のウイルスが大きな遺伝子変化を起こすためだ。遺伝子変化の要因のひとつは、この型がトリやブタに感染することにある。Ａ型インフルエンザはヒトとブタで相互に感染を起こす。ヒトとトリでも同じだ。トリのインフルエンザやブタのインフルエンザの表面タンパク質は、遺伝子再集合によってヒトのウイルスに組み込まれることがある。ごく普通に起こる現象だが、すべての再集合が存続可能なウイルスを生むわけではない。たとえ存続できても、必ずしもヒトに感染するわけではないし、ヒト‐ヒト感染が起きるわけでもない。あるいは、ヒトがすでに免疫を持っている株ということもある。いくつもの悪条件が重ならなければヒト‐ヒト感染には至らないが、ごくたまにそうした条件がそろい、パンデミックが起こる。

２００９年、ブタ由来のＨ１Ｎ１亜型ウイルスがヒトへの感染力を獲得した。それ以前にも、

訳注３　スペインかぜと呼ばれる

１９９７年にトリのＨ５Ｎ１亜型ウイルスが初めてヒトへ伝染し、ヒトが鳥インフルエンザに感染する初の症例となった。Ｈ５Ｎ１亜型は世界中でヒトへの感染を引き起こした。少なくとも55の国で２５０を超える症例が報告され、１５０人以上が死亡した。ただ、パンデミックを引き起こすほどの感染力は持っていなかった。２００３年、Ｈ５Ｎ１亜型は再び姿を現し、アジアの多くの国で感染が報告された。だが前回よりも規模は小さく、確定診断された症例は23件、うち18人が死亡した。アメリカ疾病予防管理センターによると、この他に疑わしい事例がおよそ１００件報告されている。鳥インフルエンザはトリの間では常に危険な病気だ。世界中の畜産農家が監視を続け、状況に応じて殺処分を行っている。今でも、トリと長時間密接に関わる人々の間では、毎年のように感染が起こっている。もっとも、件数はトータルでも1桁台にとどまっており、ほとんどは中国における報告だ。それでも、鳥インフルエンザの再来と感染に、国々はおびえ、徹底した備えに労力を使っている。ブリアンはこう説明する。「どの国も本格的なパンデミックの到来を危惧しているのです」。

世界中の保健の専門家は、ブタからであろうとトリからであろうと新たな流行株が出現する可能性は高いと認識している。多くの遺伝子再集合が起こる中から、何千という人々に感染できるウイルスが出てこないという理由はない。だからこそ、保健当局はパンデミックの到来を予見する能力や対応力を高めていかなければならない。とはいえ、相手がパンデミックであれ季節性インフルエンザであれ、彼らは限られた情報で当て推量をすることしかできない。そして、その推量が正しいことを願うしかないのだ。

第8章　なくならない感染症

20世紀初頭、ある病気が公衆衛生上の重大問題となっていた。現在ではおそらくほとんど耳にすることすらない病気、フランベジアだ。皮膚や骨、軟骨組織に症状の出る細菌性の病気で、皮膚の病巣に触れることで感染する。主に子供たちの間で広まる病気で、感染した子供たちは、慢性的に外観を損なうことになった。フランベジアは、梅毒などと並んで風土性トレポネーマ症として知られる慢性細菌感染症だ。

20世紀前半の世界では、多くの国でフランベジアが最も重要な公衆衛生問題だったことが研究からわかっている。１９３６年を例に取ると、ガーナ国内の医療機関で治療が行われた感染症のうち、62パーセント以上をフランベジアの症例が占めていた。ナイジェリアではその前年、フランベジアの治療で来院した人は国内の感染症患者の47パーセントだった。もっとわかりやすい数字を挙げると、１９５０年には全世界で推計1億６０００万人がフランベジアに感染していた。こうした状況だったので、ＷＨＯが設立された翌年の１９４９年に、世界保健総会はベンザチンペニシリンを用いてフランベジアを制御することを決議した。新しく開発されたこの薬は、たっ

た１回の注射でフランベジアの治療ができた。３年後、ユニセフの協力を得て、フランベジアを制御し、最終的には根絶するためのキャンペーンがはじまった。46カ国で集団治療キャンペーンが展開された。

本書を読むまで、フランベジアについて聞いたことのない人なら、このキャンペーンが成功してフランベジアは根絶されたと考えてもおかしくはない。だが残念ながら、そうは運ばなかった。感染者数は確かに劇的に減少した。率にすると12年間で95パーセント、数でいうと１９５２年には５０００万人だった感染者が、１９６４年には２５０万人にまで減少した。キャンペーンのおかげで対象となった国々は一次医療を確立することができた。ところが、Ｕターンが起こった。残った５パーセントに切り込むために戦略が変更され、導入されたばかりの一次医療システムにフランベジアのサーベイランスとコントロールを組み込んだのだ。ただ、これは機能しなかった。医療基盤はまだ強固とは言えず、サーベイランスも介入も衰退していった。１９７０年代になると感染が再発するようになった。感染者数は１９９５年の時点で46万人と推定され、この感染症は今も存在する。現在、フランベジアのエンデミックは15カ国で知られており、疑わしい症例を報告している国が３カ国、その他にも確認を要する国がまだまだある。

だが多くの為政者にとってフランベジアはもはや公衆衛生の優先事項ではない。根絶への意欲も失われたままだ。もっとも、１９６０年代以降にはいくつかの進展も見られた。まず２００６年にインドがフランベジアの終息を宣言した。感染症を終息させる国家的な取り組みをはじめてから７年が経過していた。最後に患者が報告されたのは２００３年だ。そして２０１２年には、アジスロマイシンの経口投与1回で、この病気が治療できることが確認された。ペニシリン注射に代わる選択肢が見つかったことで、治療はより簡単かつ受けやすいものとなった。新薬の出現により、世界中でフランベジア根絶の気運が復活した。2020年までにフランベジアを根絶することを目標にした新しいプログラムがスタートした。しかし、目標達成はならず、メジナ虫症（ギニア虫症）など、他の顧みられない熱帯病の根絶計画と併せて、ゴールラインが2030年に先送りされた。それでも、この病気を根絶する——少なくとも排除する——可能性はまだ残っている。病気の制御の未来は、可能性が残っている今このときにかかっているのだ。

病気制御の究極の目標あるいは狙いは、今ある病気を一掃すること、つまり地上から完全に消し去ることだ。だが現実には、ほとんどのケースにおいて根絶は幻想でしかない。世界的な取り組みにより、天然痘については根絶に成功した。が、それ以降はプログラムを発足させたにもかかわらず苦戦が続いている。フランベジア（天然痘よりも取り組みは早かった）でも、マラリア、ポリオ、メジナ虫症でも苦戦している。ポリオとメジナ虫症はあと一歩のところまできているものの、もう何年もの間、足踏み状態で、この先も同じ状態が続くものと思われる。そうなると、根絶に近付けるだけで十分なのでは、という議論が起こってくる。ごく少数の人々の間でひっそりと病気が受け継がれるとしても、何百万もの命が救われ、今後もその状態が続くと言えるところまで発生件数を減らせば十分なのではないか？　なぜなら、この議論を肯定することは現実的な選択肢だからだ。ほとんどの専門家は肯定しているし、肯定すれば、グローバルヘルスの推進にある程度の成功がもたらされるのだ。

「排除はゼロにすることではありません。定義上、ゼロよりもずっと簡単な目標なのです」。天然痘根絶を先導したドナルド・ホプキンス博士は、全体に通じる目標は苦しみを減らすことであるべきだと説明する。「苦しむ人の数を減らす最良の方法とは何なのか、が大切です。対策を取るだけで十分という場合もあれば、排除が最良の選択肢ということもあります。ごくまれには、根絶を必要とするケースもあるでしょう」。

現在、数多くの病気が排除のターゲットとなっている。そのほとんどは、狂犬病やシャーガス病（この病気については後に述べる）などの顧みられない熱帯病だ。こうした病気の犠牲になっているのは、世界的に見て最も貧しい人々だ。排除の目標範囲は病気ごとに異なり、地球規模であったり、地域単位であったり、国単位であったりする。排除の定義もまちまちで、特定の地域における伝染を止めることであったり、その病気による死者を出さないことであったり、世界全体の患者数を特定の数まで減らすことであったりする。例えば「30年までに０（ゼロ・バイ・30）」計画は、２０３０年までに狂犬病による死者数をゼロにすることが目標だ。特に、症例の99パーセントがイヌからの感染なので、これがターゲットになる。この計画は世界規模の４つの機関、世界保健機関（ＷＨＯ）、国際連合食糧農業機関（ＦＡＯ）、国際獣疫事務局（ＯＩＥ）、世界狂犬病予防連盟（ＧＡＲＣ）が共同で立ち上げている。

アメリカトリパノソーマ病の名でも知られるシャーガス病は、サシガメ類に属する昆虫の糞尿を介して感染する寄生虫症だ。サシガメはヒトを刺すときに刺し傷の近くで排泄し、刺されたヒトが刺し傷の周辺をこすることで、糞尿に潜む寄生虫が血管に侵入する。慢性期になると心臓に障害が出ることもあるが、治療薬があるので早期に治療できれば完治する。症例の大半は南北アメリカ大陸で報告されている。病気の原因となる寄生虫のクルーズトリパノソーマ（*Trypanosoma cruzi*）が自然界に広く存在することからも、根絶できる可能性は低い。病気制御の目標はヒト-ヒト感染を防ぐことと、早期に医療機関を受診してもらうことだ。というのも、感染はたいてい、僻地の貧しいコミュニティで起こるからだ。排除を目標とするプログラムは、シャーガス病の他に少なくともあと7つ進行中で、第3章で述べたハンセン病もそのひとつだ。2000年に排除目標を達成し、その後2016年に新たな目標を掲げた。

公衆衛生上の課題であったハンセン病は、排除の対象となった。症例数を1万人あたり1人未満にすることを目標にし、成功した。前述したとおり、現在の症例数は1万人あたりおよそ0・2人、そのうちほぼ80パーセントがインド、ブラジル、インドネシアの3カ国に集中している。2016年、WHOは「ハンセン病の世界戦略」を開始した。子供の感染を防ぎ、子供に障害が残らないようにすること（障害ゼロ）、そしてハンセン病患者への差別を容認する法律をすべて廃止することなどを掲げている。

ここでのポイントは、こうしたプログラムが、病気の弊害を最低限の水準に近付けることに大きく寄与したという点だ。地域によっては、患者数をほぼゼロにまで減らすことができ、また、感染した人たちの死亡率や重症化率を減らし、グローバルヘルスを向上させている。プログラムの大部分は貧困層で広がる病気——いわゆる「顧みられない熱帯病」——をターゲットにしてきた。今後の課題は対策の手を緩めないようにして症例数を低い水準に保つことだ。というのも、病気を引き起こす病原体は消えたわけではなく、今も動物やごくごくわずかな人たちが保持しているからだ。「問題は、人々が根絶と排除の違いを理解していないことです」。デビッド・ヘイマン教授はこう語る。「そうした人たちは往々にして、プログラムなど打ち切ってしまおう、ハンセン病だかリンパ系フィラリア症だか知らないが、もうそんな人たちのケアは必要ないと考えてしまうのです。つまり、根絶と排除の違いを理解できていないのです」。取り組みは永久に求められる。

ただ、対策という意味で複雑な歴史を持つ病気が2つある。一方は何百年も続く病気、もう一方は――少なくともヒトの間では――ほんの数十年の歴史しかない病気、すなわちマラリアとHIV感染症（エイズ含む）だ。いずれの感染症に関しても、病気の被害を減らすという意味では大幅な進展があった。だが、大々的なキャンペーンを打ち、膨大な資源を注いできたにもかかわらず、こんにちでも世界中で何百万人もの人々がこれらの病気に苦しんでいる。毎年2億人以上がマラリアに罹り、HIVの患者は3700万人を超えている。しかもHIVに関しては、感染者は生涯この病気から逃れられない。両者を「終息」させようと、カスタムメイドのプログラムや戦略が進行中だ。だが寄生虫とウイルスの複雑な生態と病原性により、対策は的を絞り切れてこなかった。この先も、果てしない道のりが続いている――排除さえも、遠い目標なのだ。

ノー・モア・マラリア

人類は、もう長いことマラリア根絶の希望を抱いてきた――実際ほぼ1世紀にわたって。その望みは、今も続いている。マラリアのない世界をもたらすべく、グローバルな技術戦略が整えられた。この戦略では、感染者数と死亡者数を90パーセント減らし、2030年までに少なくとも35の国でマラリアを排除する計画だ。近年、専門家は2050年までに根絶を達成できる可能性を論じている。長年この計画に出資してきたビル・ゲイツ氏もそのひとりだ。彼は、マラリア根絶は自分が生きているうちに達成可能だと発言した。実際のところ、世界中の多くの地域でマラリアは排除されている。だがいまだ排除できていない地域での被害は甚大だ。被害の多くは低所得国内の、さらに最も貧しい集団に見られる。公正を期して言うならば、根絶は壮大な目標なのだ。WHOのテドロス・アダノム・ゲブレイェソス事務局長は、2019年に『ランセット』誌に掲載された論文に「マラリア根絶は、公衆衛生の究極の目標のひとつだ」と記述している。だが、続けてこうも書いている。「それはまた、最も困難な課題のひとつでもある」。これに加え、他の専門家も「いまだ手強い挑戦だ」と口をそろえる。であるならば、なぜ人々は根絶が可能だと思うのだろうか?

マラリアは、マラリア原虫に感染して起こる病気で、死に至ることもある。マラリア原虫を媒介するのはハマダラカ属のカのメスだ。メスは卵を育てるために血液を吸う。寄生虫はカとヒトの両方で複雑なライフサイクルを持ち、それぞれの宿主で違った形に成長して両方の宿主に相互に感染する。感染するとまず発熱と頭痛の症状が現れる。24時間以内に治療しなければ病状が進行し、臓器不全や極度の貧血を起こし、しばしば死に至る。感染した場合、重症化するリスクが最も高いのが5歳未満の子供、妊婦、そしてエイズ患者だ。ほとんどの感染症と同じく、マラリアは複雑な病気だ。というのも、世界中それぞれの地域によって感染するマラリア原虫も、それを媒介する力も異なり、症状にも大きなばらつきがあるからだ。

マラリアの被害を大規模に縮小する取り組み、ならびにその資源を確保すべく十分な支援を獲得する取り組みは、第二次世界大戦の最中にはじまった。多くの兵士がこの感染症に倒れたためだ。それ以前にも、アメリカではマラリアを制御する試みが行われていた。例えば、カの生育環境を減らすために水位をコントロールするとか、殺虫剤の使用を増やすといった試みだ。こうした試みにより、感染者数は減らせるとわかった。戦時中、世界各地の連合国のキャンプで、カを寄せつけないようにするための殺虫剤ジクロロジフェニルトリクロロエタン（ＤＤＴ）が初めて大々的に使われた。また、アメリカの南部諸州の訓練キャンプでも、カがいる場所では制御が試みられ、これが後のアメリカ疾病予防管理センター設立のきっかけとなった。マラリア・コンソーシアム（訳注1）によると、戦時中にこのような形でＤＤＴを使用したことが、１９４７年にはじまるアメリカにおける国家マラリア根絶プログラムの先駆けとなった。１９５０年代までに、地球上のほとんどの温帯地域ではマラリアが排除され、世界的な根絶にも希望を与えた。

訳注1　マラリアやその他の伝染病、特に5歳未満の子供に影響を与える病気の包括的な管理を専門とする国際的な非営利団体

1955年に世界マラリア根絶計画がスタートし、大きな成功を収めると同時に、大きな失敗ももたらした。対策として、家屋の内壁への殺虫剤散布（血を吸ったカが壁で休むことから）、安くて効力のある抗マラリア薬クロロキンによる治療、さらには症例のサーベイランスが行われた。ほどなくして、多くの国からマラリアが姿を消し、その他の国々でも感染者数が劇的に減少した。ヨーロッパ、北アメリカ、カリブ海、そしてアジアと中南米の一部からはマラリアが排除された。もっともこのように感染数が減少したのは、やはり主に温帯地域の国々、もしくは季節性感染のみの国々だった。インドやスリランカなどでは急速に感染者数が減少したものの、ひとたび対策の手が緩むと大幅な増加に転じた。またハイチ、インドネシアなどではははっきりとした減少は見られなかった。驚くべきことに、サブサハラ・アフリカのほとんどの国が当初から計画の対象外とされた――現在、この病気に最も苦しめられている国々だ。テドロスは、計画には「アフリカの熱帯地域を対象外としたことで、最初から不備があったのだ」と書いている。この地域は、物流が困難であることと、計画遂行が困難であることを理由に、大部分が対象外とされていた。しかしこんにち、全世界で2億2800万件と推計される感染者の80パーセントが、この地域からの報告だ。

根絶計画を進めるに当たっては、現場で使用されるツールという点でも、いくつもの困難に直面することになった。薬剤や殺虫剤に対する耐性――これは深刻な障壁となった――、戦争や大規模な人の移動、支援国から持続的な資金供給を得るという難問、そして住民参加の欠如などだ。アメリカ疾病予防管理センターによると、こうした困難のために根絶計画は「維持不可能」になった。多くの専門家は、たったひとつの戦略――つまり殺虫剤散布――に比重をかけすぎたのだと強調する。カが早々に耐性を獲得したことで薬剤散布は行き詰まり、「どこにでも適用できる単一の戦略などない」と痛感することになった。

プログラムはとん挫し、スタートから14年が経った１９６９年、根絶の望みは放棄されてしまった。続く10年間の経済危機でマラリア対策への世界的支援はさらに縮小され、１９９０年代に入るとマラリアの症例数は再び上昇し、病気による損害も増加した。このため、世界規模の対策強化が再び叫ばれるようになった。だが本格的な対策もなく、目に見える結果も残せないまま２０００年を迎えた。この年、ナイジェリアのアブジャで開かれた首脳会議をきっかけに、アフリカ諸国のリーダーたちはアブジャ宣言に署名した。そして、ロールバックマラリア・イニシアチブと連携してアフリカ諸国におけるマラリアによる死者数を２０１０年までに半減させることを約束した。同時に「ミレニアム開発目標」が設定され、世界エイズ・結核・マラリア対策基金が発足した。

マラリア対策をあきらめた１９６９年から再び希望の灯をともす２０００年までの間に、薬やワクチン開発、媒介生物の制御について、価値ある研究が行われた。そこから、いくつかの効果的なツールが開発された――「カの制御と薬」メソッドだ。薬剤耐性が生まれたことにより、多くの地域ではクロロキンなどのかつての薬は効力を失っていた。こんにちでは、マラリア治療にはアルテミシニンを使った併用療法が有効だ。また短期間で結果の出る診断検査法の開発によって早期の診断・治療が可能となり、重症化を防げるようになった。マラリア対策では予防も優先されてきた。主な対策として、防虫加工された蚊帳を吊るしたり、家や建物の内壁に殺虫剤を散布したりして、カに刺される機会を減らしてきた。また、マラリア感染の初期症状を抑える予防薬も使われた。血液細胞に侵入しようとする寄生虫を狙い、マラリア原虫が人体内に定着するのを防ぐものだ。科学的防除と呼ばれる手法で、こんにちでも旅行者や感染地域に住む妊婦の間で使われている。季節性マラリアの見られる地域の人々にも、通常であれば雨期の直後に急拡大する感染を防ぐ目的で、科学的防除が使われる。

２０００年から２０１５年の間に、マラリア感染の徹底した対策が行われ、感染者数は急激に減少した。ある調査の推計によると、新規感染者数は37パーセント、死者数も60パーセント減少した。数にすると、死者数は２０００年の83万９０００人から２０１５年の43万８０００人にまで減少している。この成果は主に、防虫策――特に蚊帳の使用――が広く行きわたった結果と考えられている。蚊帳は辺境の多くのコミュニティに供給された。しかし、当然のことながら期間中最も減少速度が遅かったのは、最も被害の大きな地域だった。例えばＷＨＯのアフリカ地域では、２０００年当時と比べ、感染者数は88パーセント、死者数は90パーセントと、いまだ高い水準だ。データによれば２０１５年以降も数字は減り続けているものの、減少幅はさらに小さくなり、ほぼ頭打ちの状態である。

「活動をステップアップする必要があります。特に被害の最も大きな国々では」。ＷＨＯのマラリア対策責任者のペドロ・Ｌ・アロンソ博士は、世界マラリアレポート２０１９の記者会見でこう述べた。レポートの推計によれば、２０１８年の全世界のマラリア感染件数は２億２８００万件、死者は40万5000件だ。2017年の感染件数2億5100件、死者41万6000件と比べると、取るに足らない減少だ。21世紀に入り、成果を出すことは可能であると言われていたが、「進行は減速し、受け入れがたい高レベルで横ばいとなっています」とアロンソは語った。この停滞期が訪れる以前の2016年に、根絶という目標が再び議題に上がり、マラリア根絶の戦略顧問団が結成された。マラリアがなくならない要因を調査して判断するためだ。顧問団は、マラリアの発生生態に影響を及ぼしそうな動向について報告を行った。例えば農法の変化、土地利用の変化、都市化、人口移動、気候など、根絶の試みが無駄にならないかを判断するためだ。2019年、彼らは根絶の努力は無駄ではないと結論を下した。「マラリア根絶の構想の妨げとなる生物学的障壁はありません。根絶は可能です」。アロンソは2019年8月に開かれた顧問団の記者会見で述べた。ただし、彼はその場でこう続けた。顧問団は今のところ、根絶へ向けた明確かつ確実な計画を提供することはできない。本当のところ「乞うご期待」としか言えないのだ、と。

ここ数年で良いニュースもあったことを指摘しておきたい。近年、多くの国がマラリア・フリーの認証を受けている。認証間近という国も多くある。アルゼンチンとアルジェリアは2019年にマラリア・フリーとなった。エルサルバドルと中国も2020年に認証される見通しだ。アロンソによれば、イランとマレーシアもあと一歩のところまできている。この状況がマラリア感染症の特徴を浮き彫りにしている、とアロンソは言う。つまり、国々は大きく2つのグループに分けられるという事実だ。甚大な被害に苦しむ国々が存在する一方で、排除に手が届きそうな国々がある。地球規模での根絶には、前者、つまり被害の大きな国々へのテコ入れが必須だ。「彼らがマラリア根絶を達成するには、現在利用できるツールや施策では足りない」とテドロスは書いている。戦略顧問団は現在のツールの機能を「限界」まで――90パーセント以上――高めたことを想定し、成果を分析した。その結果、劇的な減少を見込めるものの、それでも2050年時点でまだ1100万人を超える感染者が出ると結論付けた。アロンソは「根絶には遠く及ばない結果になるでしょう」と述べた。さらに他の専門家は、新しいツールがあっても十分ではないと述べている。地域ごとに大きく異なる多種多様な保健機関、社会体系に合わせて、それらを効果的に集約する戦略が必要となるからだ。より大規模なサーベイランス手法や多額の資金注入も――少なくとも340億米ドル必要で、それでも2030年までの活動しか支えることができない。

マラリアとの闘いには、近年新たな武器が加わった。RTS,Sとして知られるワクチンだ。臨床試験により、このワクチンを使うと子供のマラリア感染を39パーセント減らせることが明らかになった。その後、2019年にサブサハラ・アフリカの3つの国で行われた試験的導入でも、予防効果が確認された。アロンソによれば、現在ワクチンは開発段階を終え、今後5年間で毎年30万人を超える子供たちが予防接種を受けることになる。ただし、これは一般的な意味でのワクチンとは異なる。子供に対してのみ、それも数年間の免疫を与えることしかできないからだ。それでも役には立つ。「たとえ不完全なツールでも、大きな影響を与えるられるのです」。アロンソはこう話す。そして彼の発言は的を射ているのだ。この闘いのポイントは、使えるものなら何でも使って寄生虫に対抗し、1件でも多く感染を防ぎ、現れた患者をできるだけ迅速に治療することだ。それぞれの社会や保健機構に合わせてこれらの武器を駆使していけば、勝利へのきっかけが生まれる。そうなってはじめて、もしかしたら――本当に、もしかしたら――希望が見えてくるのかもしれない。

ここで、例の質問に立ち返ってみよう。マラリアを根絶することは可能なのか？　専門家は可能だと信じているが、彼らだって本当に可能なのか、あるいはどうしたら可能となるのか、いまだわからずにいる。ほぼすべての病気と同じように、根絶は勝ち目のない闘いとなるのかもしれない。「目標は定まりました。そこへ向けて努力することには意義があります」とデビッド・ヘイマン教授は言う。しかし、彼は誰もが感じている現実問題にもひとこと触れている。「カが絡む問題ですから、排除を目標にするほうがいいのかもしれません。マラリアは非常に難しい相手なのです」。

HIVを理解する

1980年4月24日、アメリカ疾病予防管理センターは1件のカポジ肉腫の症例報告を受けた。免疫機能が低下した人を襲うまれな癌だ。この患者、ケン・ホーンは、極度に弱っており、免疫機能はほとんど失われていた。癌の原因は不明だった。専門家はただちに原因究明に取り掛かった。ホーンは後に、アメリカにおける最初の後天性免疫不全症候群（ＡＩＤＳ、エイズ）患者として知られるようになる。世界で初めて認知された症例でもある。1年後、特別な持病のない同性愛者の男性5人が、通常ほとんど報告のない肺炎、ニューモシスチス肺炎（PCP）と診断された。3つの病院で別々に診断され、互いに面識もなかった。アメリカ疾病予防管理センターはこれが異常事態であると判断した。というのも、この肺炎もまた、極度に免疫力が低下した患者にしか見られない肺炎だからだ。当時のアメリカ疾病予防管理センターの報告書は、彼らがそのライフスタイルに伴い、何らかの病気に罹ったのではないか、との判断を下している。ほどなくして、国中の様々な医療機関から同じような症例報告が上がってくるようになった。

エイズがまん延しつつあった。皆が先を争うようにして、まずはこの新しい病気を特定し、次に何が原因でどのように広まっているのかを突き止めようとした。1983年になってようやく、科学者たちは病気の裏にウイルスが潜んでいることを発見した。彼らはこのウイルスをヒト免疫不全ウイルス（HIV）と名付けた。初期の症例がきっかけとなり、アメリカだけでなく世界中で何百という人々がエイズ――後にHIV感染症と呼ばれるようになる――の症状を患っていることがわかってきた。ここから、パンデミックが発覚した。忘れられたコミュニティに隠れ、何年もの時をかけて、世界的規模の流行が密かに存続し、広がっていたのだ。患者を発見し、できるかぎり早急にウイルスを制御する術を見つけなければならない。

「この感染症の大きな特色のひとつは、潜伏期間の長さです」。南アフリカ共和国のデズモンド・ツツHIV財団副理事であり、前国際エイズ学会理事等を歴任したリンダ＝ゲイル・ベッカー博士はこう述べている。「ほとんどの患者は自分が感染していることを知りません」。長い人では症状が出るまでに10年もかかり、この間、知らずに他の人にウイルスを感染させる可能性がある。「だからこそ爆発的に感染が広がったのです」。

社会経済的影響を伴うもうひとつの重大な側面は、ＨＩＶが「青壮年期」を襲ったという事実だ。多くの感染症は高齢者や体の弱った人、年少者を襲うものだが、このＨＩＶは若く、活動的で、働き盛りの、再生産年齢にある人々を襲った。「彼らは一家の大黒柱であり、母であり、成長する社会を支える骨組みなのです」。ベッカーはこう続けている。「社会的影響は計り知れないものがありました」。ＨＩＶが低所得国や中所得国だけでなく高所得国も襲ったことで、ＨＩＶ防止へ向けた支援は勢いを増した。

ＨＩＶは非常に賢く巧妙なウイルスだ。血液、母乳、精子、膣分泌物などの体液を通じて感染する。もともとはサルから感染したものと考えられており、ウイルスはまず宿主の細胞を利用して増殖する。ウイルス量が一定のレベルに達すると、患者の免疫システムを攻撃して他の感染症やある種の癌に対抗する抵抗力を奪っていく。これは、ウイルスが白血球の一種であるＣＤ４と呼ばれる細胞を激減させてしまうためだ。治療をしなければＣＤ４の値が限界まで下がり、エイズを発症する。主に性交渉によって広がるものの、実は汚染された針による感染もかなりの割合を占めている。ほとんどは薬物使用者の間での感染だが、ときには医療器具のぞんざいな扱いによる感染も起こる。さらには母子感染もあり、この感染症に新たな様相をもたらした。

１９８０年代、専門家がウイルスの生態を解明し、有効な治療法を見つけようと悪戦苦闘する間に、ＨＩＶは野火のように広がっていった。国連合同エイズ計画（ＵＮＡＩＤＳ）のデータによれば、1990年には全世界で推定790万人がHIVを保有していた。この年だけで29万人がエイズに関連した病気で亡くなり、大人と子供を合わせて推計190万人が新たにHIVに感染した。その後も、感染者数は毎年数十万単位で膨らんでいった。感染者数は1996年にピークの290万人に達し、その後4年間は同じ水準が続いた。世界的に見たこのエピデミックの実態と先進国に与えた衝撃は、この時期までにアメリカにおけるエイズの死者が50万人を超えていたことからもわかるだろう。

HIVの新規感染者数は、2000年に入ってようやく減少に転じた。この時点で大人と子供を合わせたHIVの保有者は2490万人であった。ほんの20年前に顕在化した病気としては、異常とも言える数字だ。だが新規感染者が頭打ちとなった1996年は、感染症対策にとっても記念すべき年となった。この年、こんにち抗レトロウイルス療法（ART）と呼ぶ治療法がはじまったのだ。3種類の薬を組み合わせて行う治療で、HIVの複製能力を抑制する——薬剤耐性が生じる可能性を減らしつつ、ウイルス量を最低限に抑える治療法だ。それまでHIV感染者の治療に一般に使われていたのはアジドチミジン（AZT）だった。この薬は、ウイルスを抑制して死亡率を下げる効果があったが、命にかかわる深刻な副作用を伴った。肝機能障害や、筋力低下、血液疾患などだ。しかも、治療をたった1つの薬に頼らざるを得ない場合にしばしば起こるように、ほどなくして医者は薬剤耐性に直面するようになった。

今では30を超える薬の選択肢が存在する。医者はこの中から薬を組み合わせて処方し、感染者のウイルスを抑制する。この治療法でウイルスを検出限界未満に抑制できることは、様々な研究で繰り返し証明されてきた。たとえ感染していても、この方法を使えば患者は健康に長生きできる。同様の研究により、検出限界未満までウイルスを抑制できれば、他者への感染リスクもかぎりなく低くなることがわかっている。これらが感染拡大を抑制する重要な要素となっていることは間違いない。簡易検査キットの開発により、感染者をすばやく見つけて治療を開始できるようになったことも大きな要因だ。

「流行開始からの35年間は、抑制に費やされた歳月でした」とベッカーは言う。「治療法がなく死に至る病ですから、ウイルスそのものを制御しなければなりませんでした」。ところが、ウイルスを検出限界未満にまで抑制できる投薬計画の出現により、感染症対策の方向性が変化した。今後は「長期慢性疾患に対処する」時代に移行していくのだと、ベッカーは述べている。「全世界の医療チームの使命は、このウイルスを保有している３８００万人を見つけ出し、良好な医療体制のもとで治療を受けさせることです。これができれば、彼らは生涯を通じて治療を続け、さらなる感染を防ぐことができるのです」。かつてＨＩＶの制御を目指していた人々は、今や予防戦略に目標を切り替えている。戦略には、安全な性交渉とドラッグ使用に潜む危険性についての啓蒙活動、割礼の奨励などがある。割礼により、男性の感染率を60パーセント減らせることがわかっている。最近では、同性愛者などの高リスク集団に予防として抗レトロウイルス薬を投与する、曝露前予防（PrEP）と呼ばれる手法もある。ただ、いずれの予防策にも欠点はある。ほとんどはコンプライアンスとアクセスの問題で、曝露前予防に関しては政治的に議論の的になりうるし、薬剤耐性が生まれる恐れもある。

ベッカーはＨＩＶ感染症が「長期慢性疾患」対策へ移行したときの、重要なポイントを強調している。それは、ＨＩＶ感染症は生涯続くという点だ。治療には効果があるが治癒することはなく、今後も完治は見込めないだろう。ベッカーを含めたほとんどの専門家は、完治はまず望めないとの考えで一致している。その上で、もしかしたら長期の寛解、いわゆる「機能的治癒」なら実現できるかもしれないと考えている。寛解とは、長期間薬の服用を止めることができる、あるいは治療を施さない期間を設けることができる状態だ。これまでに完治した症例がわずかながらあるが、それらが治療の標準とはならないだろう――科学的見地からも、治療に伴う処置が実際に可能かという点から見ても。治癒の一例を挙げると、アメリカ人患者のティモシー・レイ・ブラウンは、癌治療のための化学療法と骨髄移植を受けた後、細胞がＨＩＶに耐性を持つようになった。だがＨＩＶ感染者にとって骨髄移植が標準治療となることはない。日常的な服薬に比べ、骨髄移植ははるかにリスクが高いからだ。だが２０１９年にブラウンと似た2件目の症例が報告されたことで、一部の専門家は、特定のＨＩＶ感染者に効果の見込める治癒法が見つかるかもしれないと希望を持つようになった。

だが、ベッカーはもっと前向きに考えている。彼女はＨＩＶワクチン誕生の公算のほうが高いと考えている。ウイルスがヒトの免疫システムにいかにダメージを与えるかを考えると、ＨＩＶに有効なワクチンの開発は――控え目に言っても――難しい。それでも、すでにいくつかのワクチン候補があり、ある候補が臨床試験で良好な結果を示した。2つのＨＩＶワクチン候補を組み合わせて使う臨床試験が、タイで行われた。使われたのは ALVAC と AIDSVAX B/E で、前者が免疫反応に刺激を与えるワクチンで、後者はそれを促進させるワクチンだった。臨床試験では、この組み合わせで1年以内のＨＩＶ感染率を60パーセント減らすことに成功した。３年半後には効果が下がり、３１・２パーセント減だった。こんにちに至るまで、臨床試験でＨＩＶに対する予防効果を多少なりとも示したのは、このワクチンだけだ。それでも、ワクチン開発が可能であるという希望が生まれた。ベッカーは「あとは、このワクチンの性能をいかに高め、改良できるかという点にかかっています」と言っている。「治癒を目指すよりは、わずかですが達成の見込みが持てる目標です」。ただ、刺激剤と促進剤の両方を必要とするワクチンを作るのは、保健機関を通じて供給するという点で難しさもはらんでいる、と彼女は指摘する。特に低所得国や中所得国では難しいだろう。タイでの臨床試験の結果を受け、南アフリカ共和国でより大規模な臨床試験が行われた。南アフリカ共和国では別の亜型のウイルスも発生しており、感染率も著しく高い。臨床試験では現地に合わせたワクチンが使われた。２０１６年、南アフリカ共和国内14の地域で臨床試験がはじまった。５４００人あまりのＨＩＶ陰性のボランティアで試験が行われた。だが予備的な分析の結果、感染予防の効果がないことがわかり、この臨床試験は２０２０年に中断された。

もっとも、研究は続けられる予定だ。「ワクチンがあれば、世界中で本格的にウイルスを封じ込める可能性が生まれるのです」とベッカーは言う。

では、現在の感染率はどのようになっているのか？　毎年の報告数が１００人未満と、新規感染ゼロに近付いている国も中にはある。そのほとんどは西ヨーロッパと北アメリカの国々だ。サブサハラ・アフリカは感染の猛威にさらされている。ただ先は長いが、ここでもようやく新規感染者数とエイズ関連の死者数が減りはじめている。このように明るいきざしがある一方で、暗い予兆もある。東ヨーロッパ、中央アジア、中東、北アフリカ、そしてラテンアメリカでは、感染者数が増加している。

ＵＮＡＩＤＳが定めた90-90-90と称する世界的な目標がある。ＨＩＶ感染者の90パーセントが診断を受けて自身のＨＩＶ感染を自覚すること、診断を受けた患者の90パーセントが長期の抗レトロウイルス療法を受けること、そして抗レトロウイルス療法を受けている人の90パーセントがウイルス抑制の状態になること。この３つの条件をすべて２０２０年までに達成しようという野心的な目標だ。２０１９年夏に公表されたＵＮＡＩＤＳの報告によれば、進捗状況は思わしくなく、目標達成は難しい見通しだ。例えば感染者数世界一の国である南アフリカ共和国の新規感染者数は、２０１０年と比べ40パーセント減少した。それでも２０１８年時点での感染者数は推計７７０万人にも上る。一方、同じ２０１８年に新規感染者数とエイズ関連死者数の上昇率が最も高かった地域は、東ヨーロッパ・中央アジア地域だ。率ではなく数で比較するなら、東ヨーロッパと中央アジア地域はアフリカよりも著しく低い。２０１８年の新規感染者数は東部・南部アフリカ地域が80万人であるのに対し、東ヨーロッパ・中央アジア地域は15万人だ。ただ、数値が上昇していることが懸念される。というのも、この地域では感染予防策が行き届いていない上、注射器を使う薬物使用者の間で目立った流行が起きているからだ。ベッカーはこう述べている――中央アジアの情勢を転換できなければ、エイズのまん延を抑制するまでにはさらに長い時間を要することになる。なぜなら、これらの地域では感染拡大に歯止めをかける目途すら、いまだ立ってはいないからだ。

実を言うと、現時点でさらに壮大な目標も掲げられている。エイズを２０３０年までに終息させるという目標だ。ベッカーは、このような目標はまやかしだと考えている。エイズ対策全般に間違ったメッセージをもたらすものである、と。「私たちはエイズの終息とは程遠いところにいるのです」。予防ワクチンが開発されるまでは、エイズ終息を語るべきではないと、ベッカーは信じている。ましてや、３８００万人以上の人々が生涯抗レトロウイルス治療を続けなければならない現状にあるのだ。まさに今現在、何千万人もの人々がＨＩＶを抑制するため、死ぬまで薬を服用する必要に迫られている。加えて、毎年百万という単位の人々が新たに感染している。しかもこのうち、毎日およそ５００人もの新生児がウイルスに感染した状態で生まれてきている。彼らは生涯を通じて治療を受け続けなければならない。ＨＩＶを真に抑制する道のりは信じがたいほどに長い。終息させるとなれば幾世代もかかる。見通しすら立たない。ベッカーは「長期戦に備えるべきです」と述べている。「1世代もしくは2世代先までに予防ワクチンか、あるいは完治する手段が手に入らなければ、私たち人類はかなり先の世代までエイズと共に生きていかなければならないのです」。

エピローグ

いつの時代も、人類は感染症と闘ってきた――今後も、それは変わらないだろう。ペストや梅毒など、かつて全世界を席巻した感染症は、こんにち影をひそめているように見える。だがそれらは今でもこの地上のどこかで人々に取りつき、ときに復活し、ときに局地的なアウトブレイクを起こしている。すべての感染症との闘いに完全勝利することは決してない。その代わり、私たちはヒトという種として、変化する状況に合わせて闘い方を変えていく――なぜなら、ヒトが感染症と対峙する状況そのものが変化したからだ。かつては、劣悪な衛生状態や住環境のせいでちょっとした感染症が簡単に広まった。しかし、環境が改善し、抗菌薬が出現したおかげで、私たちはこうした感染症を抑制することができた。こんにち、課題は変化したものの、その数は多い。全世界の人口は80億に迫っている。すべての人に住む場所を提供するには新たな土地が必要で、その結果、ヒトと野生動物が頻繁に近接するようになった。人々の絶え間ない移動の問題もある。薬剤は過剰に使われ、薬の管理スキルは不十分だ。誰もが世界中の人々とつながれる方法――またの名をインターネットという――を手に入れたことで、デマが拡散するようにもなった。

こうした要因は、2つの言葉、すなわちグローバリゼーションとテクノロジーに集約することができ、現代における感染症との闘いの行方を左右する。

欧州疾病予防管理センターの専門家ヤン・セメンザ博士は、グローバリゼーションはもはや既成の事実であり、止めようとするのは無意味だと述べている。テクノロジーについても同じことが言える。私たちは世界中あらゆる地域で、公衆衛生に関わる情報の拡散を常にチェックし、コントロールしていかねばならない。グローバリゼーションの流れに乗って、様々な問題が持ち上がってくる。それはまるで、人々の命を奪うアウトブレイクのようでもある。こうした問題に対処し、解決していくことしかできない。

私たちがこんにち直面している感染症がいつまでもなくならないのは、ある意味、人間の本質がそうさせているからでもある。未知の世界を探検し、限界を超え、新たな領域に入って、社交的であろうとするのは、人間の本質だ。その結果、医療サービスの手が届かない僻地へと出かけて行く。あるいは何かしらに感染することが避けられない人口密度の高い都市へと導かれていく。野生動物という原生の自然に近付けば、それらが新しい感染症を運んでくる。どこへ行こうとリスクが待っている。健康を取り戻すために近道を選ぶのも、手っ取り早い解決策を求めるのも人間の本質だ。この本質が前面に出ると、ヒトについても家畜についても、愛用してきた抗菌薬の過剰投与や誤用が起こる。自分たちを取り巻く世界に絶え間なく疑問を投げかけるのも、理性的な思考より感情や心証に訴えようとするのも、人間の心理だ。だからこそ、ひとたび疑惑の種が蒔かれると、それは無視できない力を持ってしまう。昔から、一部の人たちはワクチンに疑問を抱いてきた。だが現在、彼らの声は、その疑惑をいともたやすく世界に拡散させる手段を手に入れた。専門家である権威やメディアに疑問を抱く風潮も後押しし、かつては一握りでしかなかった集団が立派なコミュニティを形成するようになった。たったひとつの声が何十年分もの科学的証拠に匹敵する力を持った結果、予防できるはずの病気が世界的大流行に発展した事例すらある。

このような状況にもかかわらず、世界中の医療・保健チームは粘り強く活動を続けている。時間と労力と資源を割き、それぞれの病気を可能なかぎり低い水準に抑え込もうと、奮闘している。サーベイランス、封じ込め、予防、新しい薬やワクチンの開発、迅速な診断など、あらゆる手段を使って患者を減らし、感染を抑止しようとしている。こうした手段により、天然痘は根絶された。メジナ虫症とポリオは根絶の一歩手前まできているが、今しばらくはこの状態が続くことになりそうだ。他の病気については、まずは公衆衛生上の大問題とならないことが目標だ。もちろん根絶や排除が理想だ。しかし、たいていは、時間をかけて少しずつ数を減らし、大規模なアウトブレイクを防ぐことが現実的な取り組みだろう。近年では、患者に正しい情報を発信し、伝え、受け取ってもらうという新たな要素も加わった。これらすべてをひっくるめて、21世紀の闘いは進展してきた。22世紀に人類がどんな感染症と対峙するのか、どんな武器で闘うのかは、誰にもわからない。ただひとつはっきりと言えるのは、そこには必ず、打ち負かすべき感染症が存在するということだ。そこにどんな感染症が待ち受けているかは、人間の営みにかかっている。

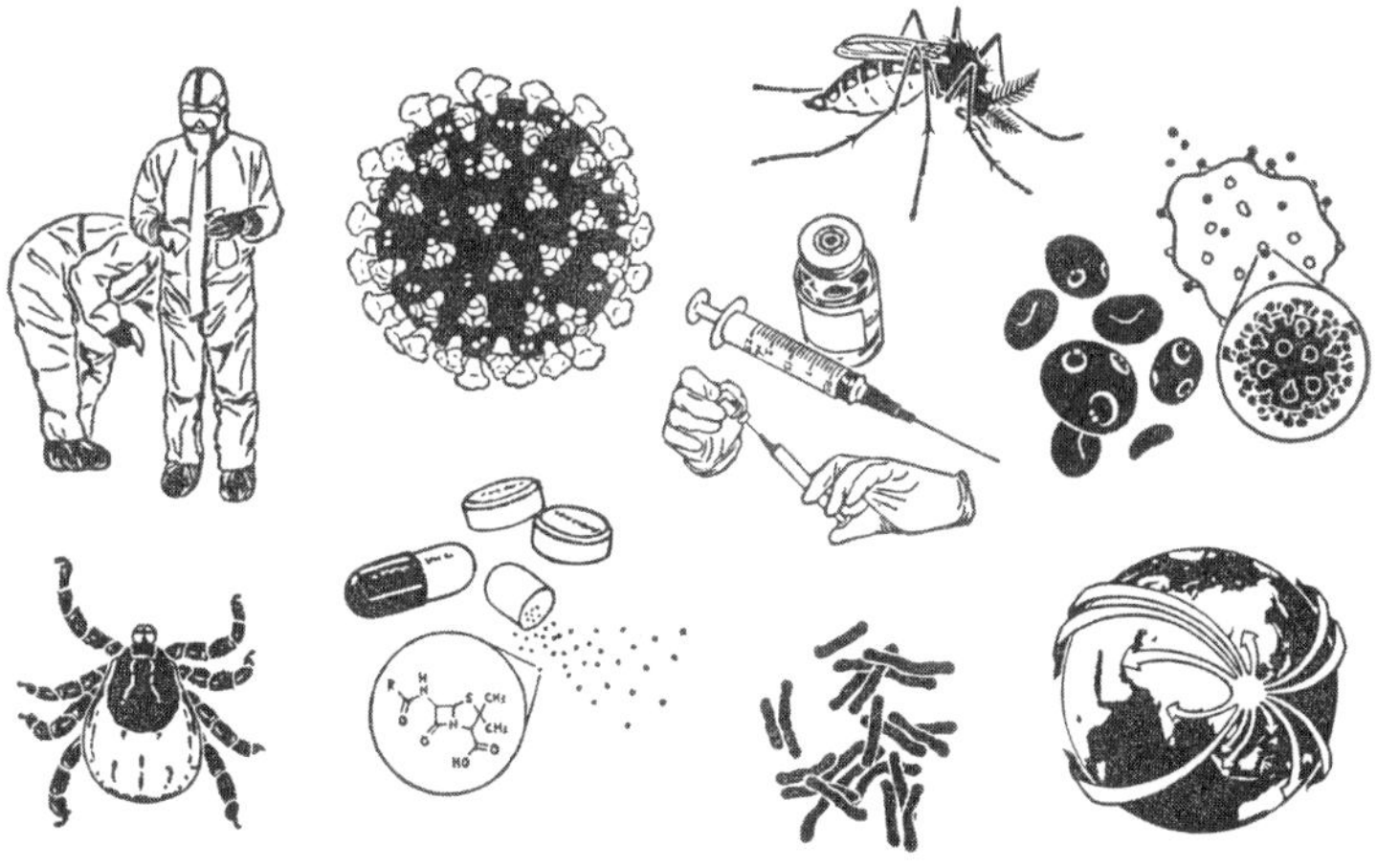

謝辞

まず、家族に感謝を伝えたいと思います。家族がいなかったら、本書を著すための時間と場所を確保できず、そもそも書こうという決心もできなかったでしょう。アマ、私が執筆しているときの、無限の愛情と支援（とベビーシッター）に感謝します。アパ、あなたの公衆衛生に対する熱意に私の熱意も駆り立てられました。夫のイアンは、私の創作の心の支えとなり、アドバイザーとなってくれました。息子のルーベンが生まれ、執筆にはずみがつきました。願わくばこの本が将来、彼によい刺激となりますように。

アイコン・ブックスのチームの皆様にも御礼申し上げます。特に、ブライアン・クレッグ、ダンカン・ヒース、ロバート・シャーマンの各位には、本書の着想を与えてくれたばかりか、私が息子を出産した後に執筆できるよう、柔軟な対応と支援を賜ったこと、感謝の念に堪えません。

世界中のコミュニティが、富める者も貧しい者も、さまざまな保健上の問題に直面します。そうしたグローバルヘルスを注視し、発信していく所存です。この仕事ではジャーナリズムの世界で積んだキャリアが武器になりました。私にその武器を授けてくださった皆様に心からの御礼を申し上げます。

索　引

さ

ま

や・ら・わ

参考文献

書籍

- Heymann, David (ed.), Control of Communicable Diseases Manual,20th edition (Washington DC: APHA Press, 2015)
- Hopkins, Donald R., The Greatest Killer: Smallpox in History (Chicago: University of Chicago Press, 2002)
- Kucharski, Adam, The Rules of Contagion: Why Things Spread – and Why They Stop (London: Profile, 2020)
- Larson, Heidi J., Stuck: How Vaccine Rumors Start – and Why They Don't Go Away (New York: Oxford University Press, 2020)
- Piot, Peter, No Time to Lose: A Life in Pursuit of Deadly Viruses (New York: Norton, 2012)

ウェブサイト

- World Health Organization
  www.who.int
- Centers for Disease Control and Prevention (US)
  www.cdc.gov
- European Centre for Disease Prevention and Control
  www.ecdc.europa.eu
- The Vaccine Confidence Project
  www.vaccineconfidence.org
- Wellcome Global Monitor
  wellcome.ac.uk/reports/wellcome-global-monitor/2018
- Global Polio Eradication Initiative
  polioeradication.org
- The Carter Centre, Guinea Worm Eradication Program
  www.cartercenter.org/health/guinea_worm

著者プロフィール
ミーラ・センティリンガム（Meera Senthilingam）
グローバルヘルスと感染症を専門とする公衆衛生の研究者。ジャーナリストで編集者でもある。ＣＮＮやＢＢＣといった大手メディア、また、ロンドン・スクール・オブ・ハイジーン・アンド・トロピカル・メディスンやウェルカム・トラストなどの研究機関と協働している。

訳者プロフィール
石黒千秋（Chiaki Ishiguro）
1964年愛知県生まれ。薬剤師、翻訳家。訳書に『抗うつ薬は本当に効くのか』『世界で一番美しい病原体と薬のミクロ図鑑』（いずれもエクスナレッジ刊）、『ふしぎな目　脳と目の科学1』（ゆまに書房刊）、『世界のラン大図鑑』（三省堂刊）、『世界を変えた150の科学の本』（創元社刊）、『ケトタリアン』（IMK Books刊）などがある。

PEAK books

人類《じんるい》は感染症《かんせんしょう》とともに生《い》きていく

学校《がっこう》では教《おし》えてくれないパンデミックとワクチンの現代史《げんだいし》

2021年1月1日　第1刷発行

著　　者　ミーラ・センティリンガム
翻　　訳　石黒千秋《いしぐろちあき》
発 行 人　一戸裕子
発 行 所　株式会社 羊土社
〒101-0052　東京都千代田区神田小川町 2-5-1
www.yodosha.co.jp/
TEL 03（5282）1211／FAX 03（5282）1212

印刷所　　　日経印刷株式会社
翻訳協力　　鴨志田恵、佐藤由樹子、株式会社 トランネット　www.trannet.co.jp/
表紙オブジェ　京楽堂 片山瑳紀（判子作家）
装幀　　　　羊土社編集部デザイン室

Printed in Japan
ISBN 978-4-7581-1216-1

PEAK books

PEAK books は科学と医療をこよなく愛する編集者が生み出したレーベルです。

私たちは日々の本づくりのなかで、自然と生命の神秘さや不思議さに目を見はり、知的好奇心に胸を躍らせています。そして、巨人の肩に立つ科学者が無から有を発見するドラマに感動し、医療関係者が真摯な想いで献身する姿に心を奮わせています。そこには、永く語り継ぎたい喜びや情熱、知恵や根拠や教養が詰まっていました。

激動の現代だからこそ、頂を目指して一歩一歩挑み続ける多くの方に、人生の一助となる道標を届けたい。それが PEAK books の源泉です。